Brigitte

SANFTE FITNESS

Brigitte

SANFTE FITNESS

und aktive Entspannung

Von Iris Bader und
Christa Möller

Brigitte Edition

NAUMANN & GÖBEL

Die Autorinnen:
Iris Bader und Christa Möller arbeiten seit Jahren als Redakteurinnen im BRIGITTE-Ressort Fitness, Kosmetik, Diät, Iris Bader nun als Ressortleiterin.
Christa Möller hat Gymnastikgruppen geleitet und in Asien Tai-chi- und Meditationskurse besucht.
Iris Bader hat für BRIGITTE mehrere Jogging- und Fitness-Cassetten mit Musik produziert.
Beide sind die Autorinnen des BRIGITTE-Buches „Die neue Gymnastik"

Fachliche Beratung:
Marion Appel-Schiefer: Die Bewegungstherapeutin und Sportlehrerin aus Köln leitet Kurse und Fortbildungsseminare in den Bereichen Fitness und Aqua-Relaxation.

Astrid Wronsky: Die Atemtherapeutin und Fitness-Trainerin ist freie Mitarbeiterin bei BRIGITTE und hat bereits Übungs-Programme für das BRIGITTE-Buch „Die neue Gymnastik" erarbeitet.

Kirsten Khaschei: Die Diplom-Psychologin ist Redakteurin bei BRIGITTE.

Dr. Stephan Langhoff: Der Trainer für asiatische Bewegungskünste leitet das Tai-Chi-Zentrum Hamburg und produziert Chi Gung Videos.

Ulrich Sollmann: Der Gestaltungstherapeut und bioenergetische Analytiker ist Autor zahlreicher Publikationen – unter anderem zum Thema Streßbewältigung.

Dr. Eva Wlodarek-Küppers: Die Diplom-Psychologin und Psychotherapeutin ist freie Mitarbeiterin bei BRIGITTE und leitet BRIGITTE-Seminare.

Fotos: Matzen (29 und Titelfoto), Elmers (23), Heitmann (1), Krönke (5), Liebold (11), March (1), Metzger (1), Petersen (4), Tisné (3)

Herausgeberin: Anne Volk
Lektorat: Marita Heinz
Gestaltung und DTP: Büro für Gestaltung
Dietmar Meyer, Friedhelm Ott, René Kröger
Produktion: Bernd Bartmann, Druckzentrale G + J
Lithografie: Appelt Mediaservice, Hamburg
Umschlaggestaltung: WirtzCologne
Gesamtherstellung: Naumann & Göbel
Verlagsgesellschaft mbH, Köln
Brigitte Edition in der Naumann & Göbel
Verlagsgesellschaft mbH, Köln

ISBN 3-625-10232-2

Wer 80 Meter in 8 Sekunden schafft, ist sicherlich sportlich – aber nicht unbedingt fit. Denn Fitsein bedeutet noch mehr. Wenn Sie fit sind, haben Sie den ganzen Tag lang soviel Energie, daß Sie auch abends noch voll da sind und Ihre Freizeit genießen können. Und diese Energie und Kraft bauen Sie nach neuesten Erkenntnissen der Sportmedizin nicht durch Leistungssport auf. Der kann nämlich so stark auspowern, daß Sie anschließend nur noch schlapp sind. Das passiert Ihnen bei Sport light nicht – dazu zählen alle sanften Sportarten wie zum Beispiel Fitball-Training, Aqua-Gymnastik oder Walking, bei denen Sie sich bis zum Schluß total wohl fühlen. Sie kriegen mehr Kondition und kräftigere Muskeln – ohne nach einer Stunde erschöpft zu sein. Das gilt auch für asiatische Fitness-Programme, durch die Sie beweglicher werden und sich eine unverkrampfte Haltung antrainieren. Und wenn Sie vor allem etwas gegen Verspannungen tun wollen, die sich fast jede(r) am Arbeitsplatz holt, sollten Sie vielleicht Übungen zur Muskelentspannung machen oder sich selbst massieren. Das können Sie gut immer mal zwischendurch tun – ohne regelmäßiges Programm. Oder wie wär's mit Atemgymnastik? Wenn Sie richtig atmen, bekommen Sie reichlich Sauerstoff und Energie, die Sie nicht gleich (wie beim Powersport) wieder verbrauchen. Sie fühlen sich anschließend leistungsfähiger und ausgeglichener.

Auch alle Entspannungstechniken sind super! Um sich nach einem Streßtag wieder rundum wohl zu fühlen, reicht es manchmal schon, wenn Sie auf eine „Traumreise" gehen. Sie werden merken: Sobald Sie es schaffen, sich richtig zu entspannen, schöpfen Sie gleichzeitig neue Kraft und Energie.

Sanfte Fitness und aktive Entspannung – in diesem Buch finden Sie nicht nur jede Menge Programme, die Sie sofort nachmachen können, sondern auch Infos über die neuesten Fitness-Trends. Sie erfahren, was sich hinter den Begriffen verbirgt, können abschätzen, ob sich die Methode für Sie eignet und wo Sie sie erlernen können. Um fit zu werden – auf die sanfte Tour.

Inhalt

1. Sport light 8

- Fitball: Kraft durch Balance 10
- Stretching: Für geschmeidige Muskeln 12
- Pilates-Training: Mix aus Yoga, Tanz und Bodybuilding 16
- Trampolin: Ausdauertraining für Anfängerinnen 18
- Rückengymnastik: Das Anti-Hohlkreuz-Training 20
- Tanzen: Spaß haben und dabei fit werden 25
- Fußgymnastik: Gegen müde Beine und Rückenschmerzen 26
- Walking: Power-Wandern statt Jogging 28
- Radfahren: Kondition auf die sanfte Tour 30
- Fernseh-Gymnastik: Muskeltraining für Sportmuffel 32

2. Fitness aus Fernost 34

- Chi Gung: Gesundheits-Programm aus China 36
- Chinesische Augenübungen: Wach und konzentriert durch Akupressur 44
- Yoga: Energie-Push aus Indien 50
- Tai-Chi: Beweglich werden im Zeitlupentempo 55
- Aikido: Spielerische Kampfkunst aus Japan 56
- Die fünf Tibeter: Jungbrunnen aus dem Himalaya 58

3. Muskelentspannung 60

- Gymnastik am Bildschirm: Für Augen, Schultern und Beine 62
- Progressive Muskelentspannung: Anti-Streß-Programm mit Erfolgsgarantie 68
- Die Feldenkrais-Methode: Bringt Körper und Psyche ins Gleichgewicht 69
- Nackenentspannung: Wenn die Schultern weh tun 70

4. Atemtraining 74

- Die Middendorf-Methode: Atmen als Selbsterfahrung 76
- Atemübungen: Tief Luft holen und entspannen 78
- Die acht Brokate: Fernöstliche Atemtechnik 80

5. Massage 82

- Rücken-Massage: Auch Härtefälle werden weich 84
- Bauchmassage: Straffe Haut und weniger Schwangerschaftsstreifen 90
- Gesichtsmassage: Shiatsu gegen Knitterfalten 94
- Fußmassage: Baut Streß ab 100
- Selbstmassage: Immer mal zwischendurch 103

6. Aqua-Fitness 104

- Schwimmen: Mehr Kondition, weniger Cellulite 106
- Aromabad: Zur Ruhe kommen mit Melisse und Orange 107
- Sauna und Dampfbad: Sich gesund und schön schwitzen 108
- Wasser-Gymnastik: Muskeln aufbauen und die Gelenke schonen 110
- Aqua-Relaxation: Yoga und Chi Gung im Wasser 112

7. Mentale Entspannung 114

- Entspannung mit Musik: Ruhig und gelassen im 60-Sekunden-Takt 116
- Traumreisen: Mini-Urlaub für zu Hause 118
- Meditation: Die eigene Mitte finden 122
- Focusing: Probleme erkennen und dadurch entspannen 124
- Positives Denken: Gute Laune macht fit 126
- Körperwahrnehmung: Kleines Training für den Alltag 129
- Autogenes Training: Wärme für Körper und Seele 130

8. Körpertherapien 132

- Reiki: Die tibetanische Lehre von Harmonie und Ausgeglichenheit 134
- Rolfing: Das Yoga des Westens 135
- Eutonie: Spannungsausgleich nach Gerda Alexander 136
- Bioenergetik: Psychotherapie durch Bewegung 138
- Bio-Recreation: Neue Energie tanken 139
- Ismakogie: Sich wieder ganz natürlich bewegen 140

Buchtips 142

1. Kapitel

Sport Light

Die News kommen – wie so oft in der Fitness-Szene – aus den USA: „Weniger ist mehr" heißt es seit kurzem in führenden Instituten der Sportmedizin. Wer gesund bleiben will oder schlanker werden möchte, muß keinen schweißtreibenden Powersport betreiben.
Um Fett zu verbrennen, ist es sogar am besten, eine langsamere Gangart einzulegen. Also: Walking statt Jogging oder Fitball-Training statt Aerobic. Wichtig ist nur, daß Sie möglichst dreimal pro Woche mindestens 30 Minuten lang trainieren. Damit regen Sie auch das Immunsystem und den gesamten Stoffwechsel an. Wer nicht abnehmen möchte und nur fit bleiben will, hat es noch leichter. Dafür reichen schon täglich 15 Minuten Walking oder Radfahren. Das bringt den Kreislauf in Schwung und macht fit – aber nicht fertig!

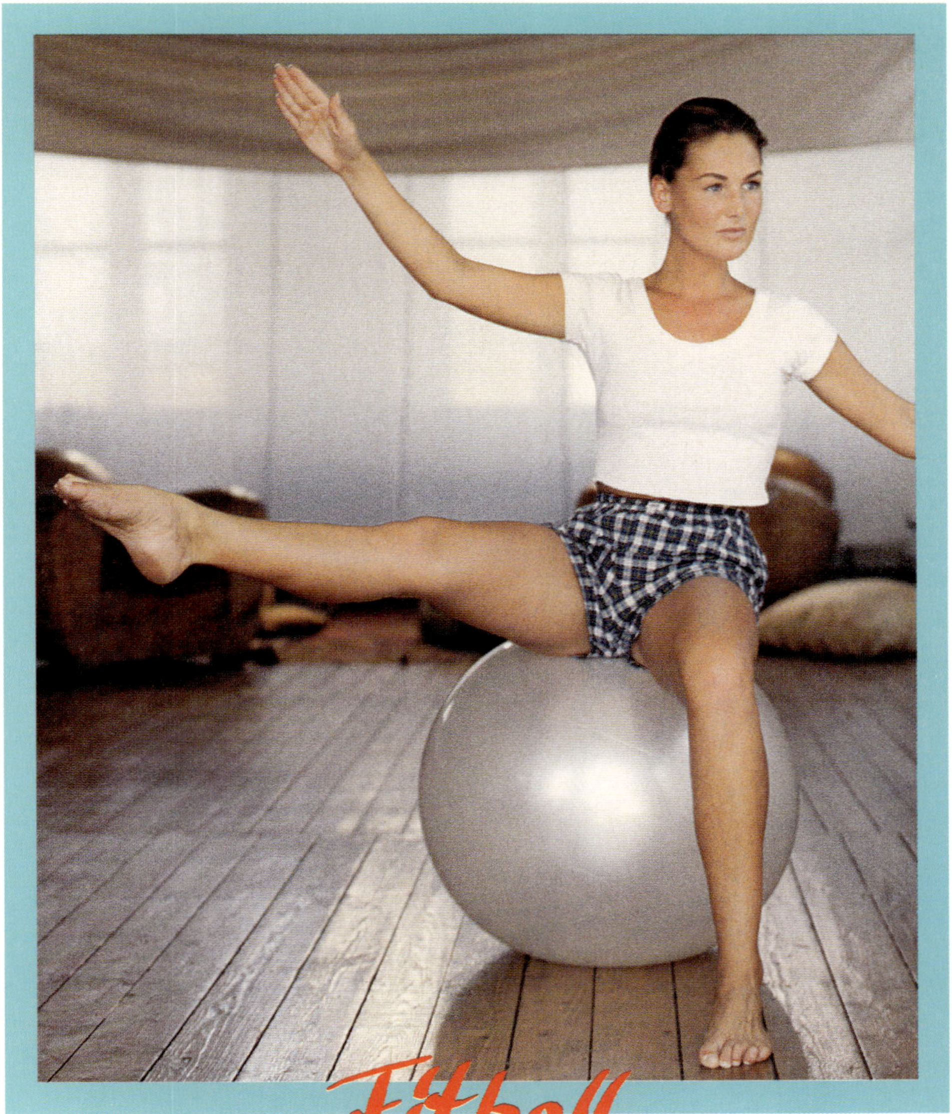

Fitball

Kraft durch Balance

Spaß haben, sich wohl fühlen und dabei etwas für den Körper tun – Fitball-Gymnastik paßt genau in die sanfte Fitness-Welle!

Wer eine schlechte Haltung hat, lernt schon beim Sitzen und Herumhopsen auf dem Ball, die Balance zu halten. Alle Rückenmuskeln werden behutsam trainiert, die Wirbelsäule wieder ins Lot gebracht. Kein Wunder, daß die Riesenbälle schon seit Jahren erfolgreich in der Krankengymnastik eingesetzt werden. In der Schweiz zum Beispiel gibt es ganze Schulklassen, die auf Fitbällen statt auf Stühlen sitzen, um Haltungsschäden wegzutrainieren. Und was die Kondition anbelangt: Fitball-Gymnastik ist ein sanftes Herz-Kreislauf-Training für alle, die lange keinen Sport mehr gemacht haben.

Mit dem Fitball können Sie in Sportvereinen und Fitness-Studios trainieren – oder zu Hause. Dafür finden Sie hier ein Übungsprogramm:

ÜBUNG 1 **Warm up:** Mit geradem Rücken ganz locker auf den Ball setzen – möglichst breitbeinig. Die Füße stehen fest auf dem Boden (Grundposition). Spüren Sie, wie allein diese Sitzhaltung die Wirbelsäule entlastet? Nun lassen Sie die Arme kreisen – nach vorn und nach hinten. Jeweils 10mal.

ÜBUNG 2 **Balance:** Jetzt versuchen Sie mal, auf dem Ball sitzen zu bleiben und dabei „auf der Stelle zu gehen“ – ein Bein hochheben, das andere bleibt am Boden. Erst ganz langsam, dann immer schneller. Das ist am Anfang gar nicht so leicht. Damit der Ball nicht wegrollt: mit dem Po immer in der Mitte bleiben und mit den Armen die Balance halten.

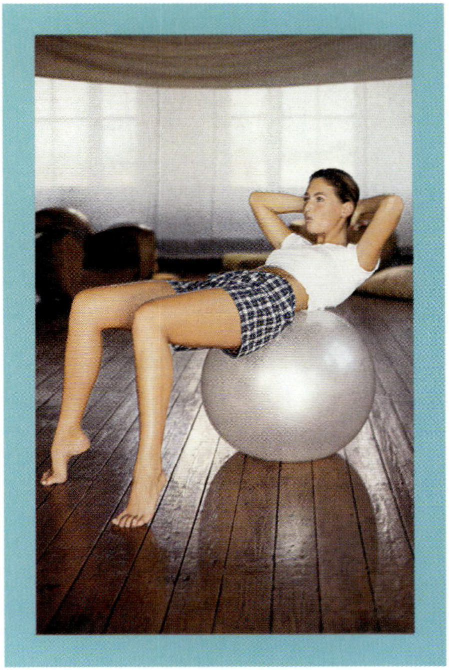

ÜBUNG 5 Für den Bauch (siehe Foto links): Benutzen Sie den Ball als Lehne, und verschränken Sie die Hände hinter dem Kopf. Jetzt mit Blick nach vorn den Kopf und den oberen Rücken leicht anheben und langsam wieder zurückkommen. 3mal 10 Wiederholungen.

ÜBUNG 6 Entspannen (ohne Ball): Legen Sie sich flach auf den Boden, und recken und strecken Sie sich. Immer diagonal: rechtes Bein, linker Arm und umgekehrt.

ÜBUNG 3 Kondition (siehe Foto Seite 9): Aus der Grundposition heraus das Gewicht von einem Bein aufs andere verlagern. Dabei immer ein Bein zur Seite strecken, so daß der Ball etwas hin und her kullert. Mit 10mal beginnen, langsam steigern.

ÜBUNG 4 Für den Rücken: In der Grundposition leicht ins Hohlkreuz gehen und die Arme ausbreiten. Nun einen Rundrücken machen und in die Hände klatschen. 3mal 10 Wiederholungen. Dazwischen jedesmal kurz verschnaufen.

Fitbälle bekommen Sie in allen guten Sportgeschäften. Es gibt sie in verschiedenen Größen – 55, 65, 75 cm Durchmesser. Wenn Sie nicht größer sind als 1.70 Meter, reicht ein 55er Ball. Wichtig ist, daß Sie mit den Füßen fest auf dem Boden stehen können und Ober- und Unterschenkel etwa einen rechten Winkel bilden.

Für geschmeidige Muskeln

Diese vier Übungen machen Sie wieder beweglich – von den Schultern bis zu den Waden. Alle Muskeln, die sich durch stundenlanges Sitzen oder Stehen verkürzt haben, werden gedehnt und schön geschmeidig. Schmerzhafte Verspannungen lösen sich, sogar Kopfschmerzen verschwinden.

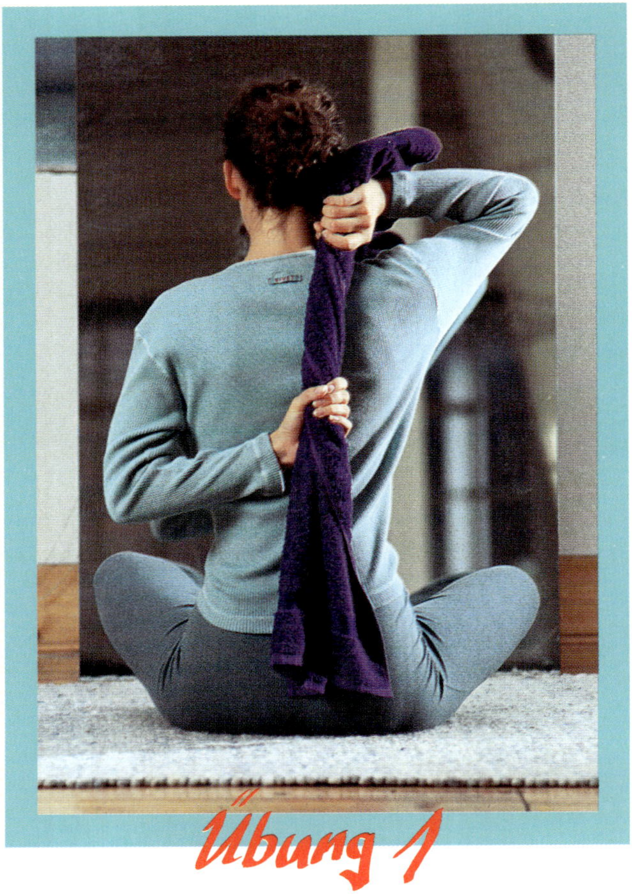

Übung 1

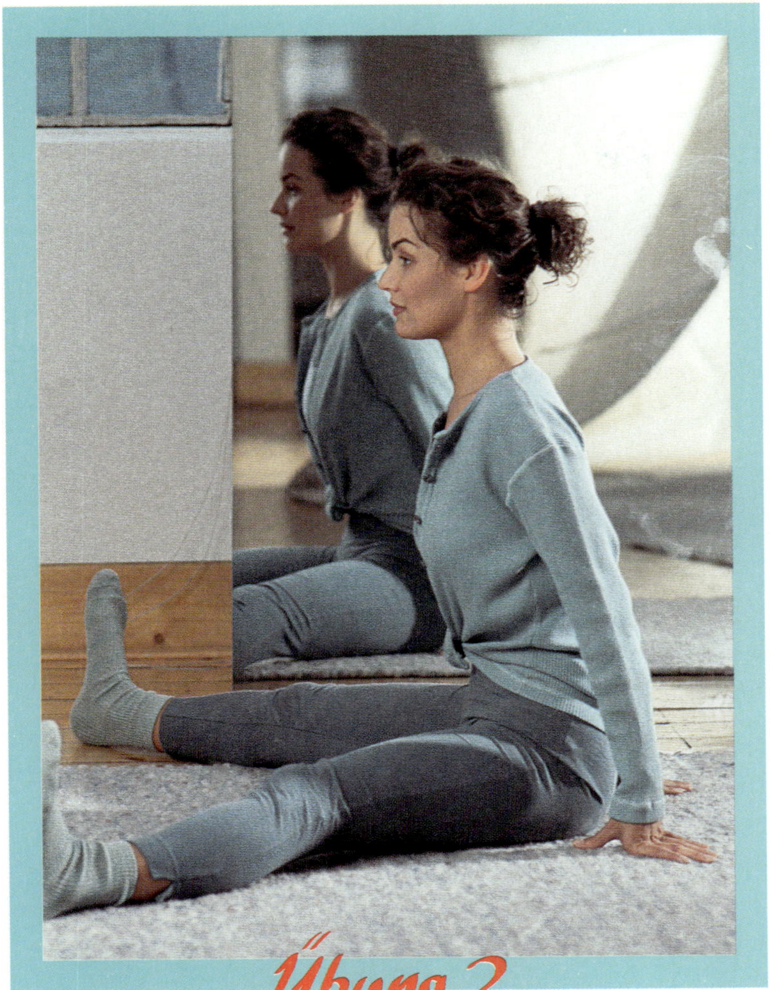

Übung 2

ÜBUNG 1 Gegen Schulter- und Nackenverspannungen: Mit geradem Rücken in den Schneidersitz gehen und hinter dem Rücken ein Handtuch zwischen die Hände nehmen. Nun versuchen Sie, mit der unteren Hand so dicht wie möglich an die obere zu kommen. 2mal.

ÜBUNG 2 Gegen Fehlbelastungen der Knie-, Hüft- und Fußgelenke: Beine möglichst weit grätschen, aber dabei den Rücken gerade halten. Setzen Sie nun die Hände dicht hinter dem Rücken auf, und neigen Sie sich vom Becken aus (!) nach vorn. 2mal.

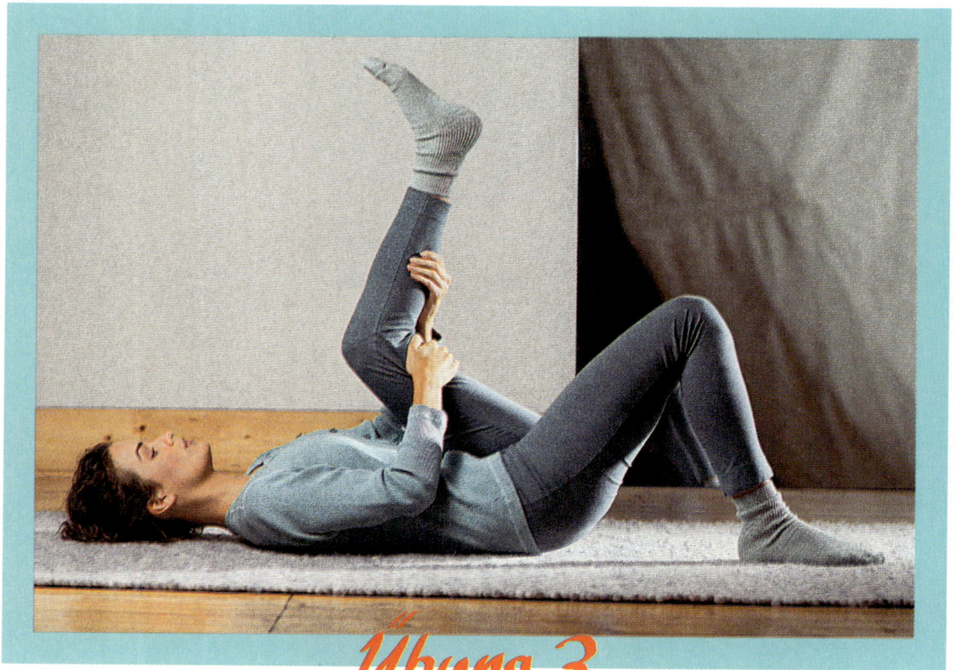

Übung 3

ÜBUNG 3 Gegen müde Beine und Rückenschmerzen: Ein Bein anwinkeln und fest aufstellen, das andere angewinkelt zur Brust ziehen. Dabei liegt eine Hand unter der Kniekehle, die andere auf der Wade. Nun das Bein vorsichtig durchstrecken – so weit es geht. Der Kopf bleibt am Boden. Seitenwechsel. 2mal.

ÜBUNG 4 Gegen Muskelschmerzen in den Waden (durch hochhackige Pumps zum Beispiel): Stellen Sie sich vor eine Wand und stützen Sie sich mit den Händen ab. Jetzt ein Bein beugen, das andere nach hinten strecken und langsam den ganzen Fuß aufsetzen. Beide Fußspitzen zeigen dabei nach vorn. Seitenwechsel. 2mal.

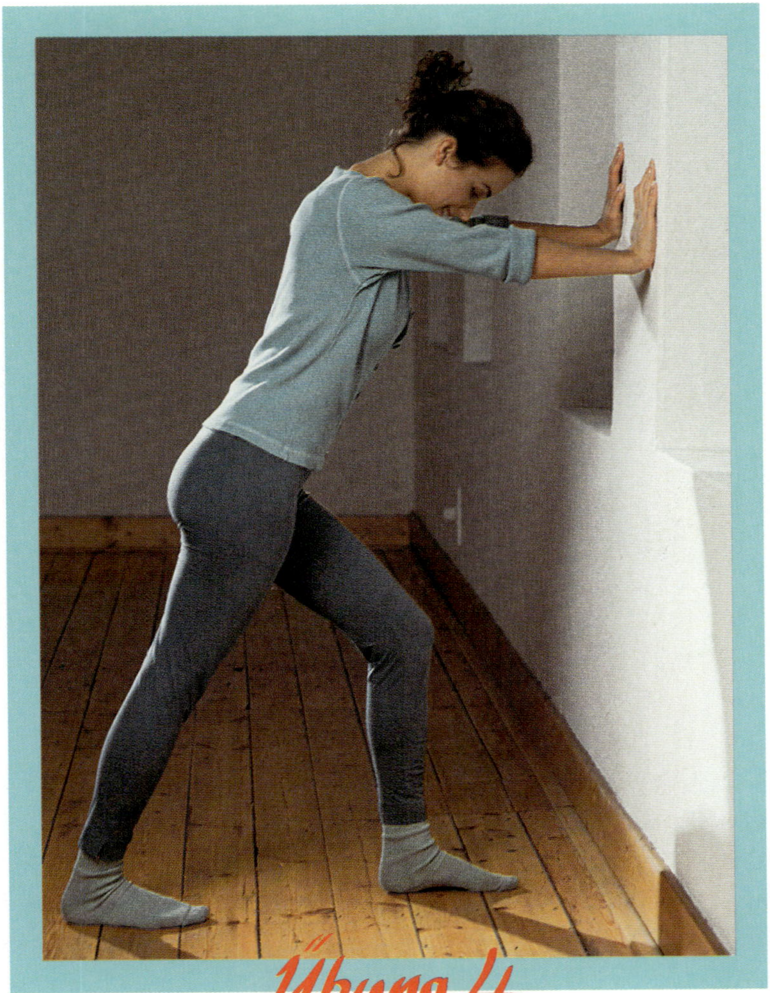

Übung 4

Achten Sie beim Stretching darauf, daß Sie die Muskeln und Gelenke nie so weit dehnen, daß es weh tut. Halten Sie die Spannung möglichst 30 Sekunden lang, und atmen Sie dabei tief in den Bauch hinein. Anschließend Arme und Beine kräftig ausschütteln, damit's keinen Muskelkater gibt.

Mix aus Yoga, Tanz und Body-building

Die eigenen Grenzen erkennen und seine Kraft wirkungsvoll einsetzen – das ist ein Ziel der Trainingsmethode von Joseph Pilates. Sie kombiniert Yoga, asiatischen Kampfsport, Tanz, Bodybuilding und Krankengymnastik.

Wenn Tänzerinnen und Tänzer durch ihren Beruf Probleme mit den Knien oder Bandscheiben bekommen haben, wird ihnen immer häufiger die Pilates-Methode empfohlen. Das besonders Hilfreiche daran ist, daß durch ganz individuelle Übungsprogramme jedem deutlich gemacht wird, wo die körperlichen Grenzen liegen und wie man die eigene Kraft gezielter einsetzen kann. Geschult wird so ein verantwortungsvoller und schonender Umgang mit dem eigenen Körper.

Der Amerikaner Joseph Pilates (1880–1967) war Bodybuilder, bevor er in den 20er Jahren „umlernte".

Der Tänzer Rudolph von Laban inspirierte ihn dazu, eine ganz neue Trainingsform zu entwickeln: eine Mischung aus Tanz- und Kraftsport, Krankengymnastik, asiatischen Kampfsportarten und „westlichem Yoga", die sehr sanft und trotzdem außerordentlich effektiv ist. Es wird nicht nur Kraft, Kondition und Beweglichkeit trainiert, sondern gleichzeitig eine optimale Haltung und richtiges Atmen geschult. Ziel der Pilates-Methode ist es, sich in seinem Körper rundum wohl zu fühlen und dadurch „die eigene Mitte" zu finden.

Kein Wunder also, daß sich für diese Trainingsmethode nicht nur Tänzer und Profisportler interessieren. (Martina Navratilova zum Beispiel ist ein Pilates-Fan.) Die Kurse sind tatsächlich für alle (bis ins hohe Alter) gedacht, die ein sanftes Fitness-Programm suchen, das für sie maßgeschneidert ist. Das geschieht entweder im Einzelunterricht oder in Mini-Gruppen bis zu vier Teilnehmern. Alle Übungen werden am Boden gemacht – zum Teil mit, zum Teil ohne Geräte. Diese Geräte sind keinesfalls mit den bekannten Kraftmaschinen zu vergleichen. Es sind speziell entwickelte Apparaturen aus Holz, Leder und Stahlfedern mit phantasievollen Namen wie „Cadillac" oder „Wunda Chair". Die Trainer überwachen während einer Unterrichtsstunde jede einzelne Übung und korrigieren jeden Haltungsfehler.

Die Pilates-Methode wird in den USA und auch in England schon lange erfolgreich nach Sportverletzungen empfohlen. Aber auch jeder, der einfach etwas für sich und seinen Körper tun will, kann dort überall Pilates-Training machen – gegen Streß, gegen Rückenschmerzen oder nur zwischendurch mal zur Entspannung.

Nun setzen sich zunehmend auch deutsche Ärzte für „Pilates" ein. Bisher sind die „Körperschulen für Pilates-Training" allerdings vor allem in Großstädten vertreten. Es gibt bei uns noch zu wenige Lehrer, denn die Ausbildung zum „Pilates-Trainer" wird nur in New York und London angeboten und ist gesetzlich geschützt.

Ausdauertraining für Anfängerinnen

Diese vier Übungen sind ideal für Frauen mit Gelenkproblemen und genau das Richtige für alle, die zu viele Pfunde auf die Waage bringen. Wer täglich etwa zehn Minuten auf dem Trampolin trainiert, wird beweglich, kriegt eine gute Kondition und kräftigt die Muskeln – ohne Bänder und Gelenke zu belasten.

ÜBUNG 1 Stellen Sie sich mit steifen Beinen am besten barfuß oder mit Socken auf das Trampolin, und versuchen Sie, erst mal ein Gefühl fürs Balancieren zu bekommen. Dann locker etwas in die Knie gehen, die Arme seitlich anheben und mit beiden Füßen gleichzeitig auf- und abschwingen. Noch nicht hüpfen.

ÜBUNG 2 Mit den Armen seitlich die Balance halten und abwechselnd auf das rechte und linke Bein hüpfen.

ÜBUNG 3 Die Arme zur Seite nehmen, dann mit beiden Füßen gleichzeitig hochspringen. Je höher Sie springen, desto anstrengender wird es.

ÜBUNG 4 Die Beine leicht grätschen und wie eine Eis-Schnellläuferin das Gewicht abwechselnd vom rechten aufs linke Bein verlagern und umgekehrt. Das trainiert zusätzlich Oberschenkel- und Pomuskeln (super gegen Cellulite!).

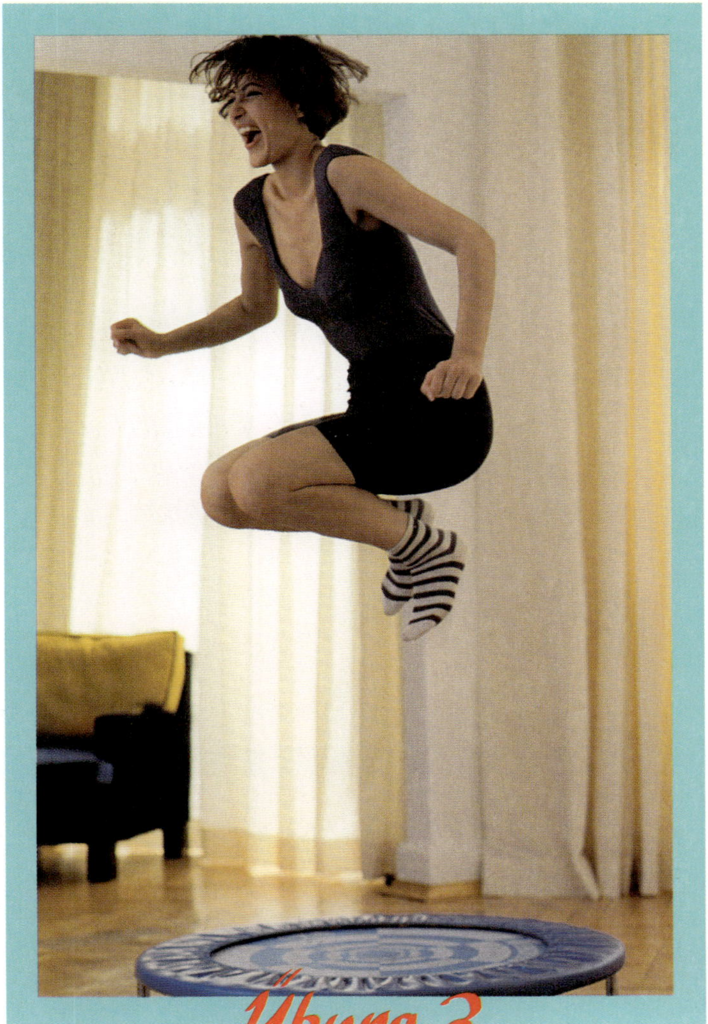

Übung 3

Ein kleines Trampolin (zum Zusammenklappen) für zu Hause bekommen Sie in großen Kaufhäusern oder Sportgeschäften, es kostet um die 100 Mark. Achten Sie auf das TÜV-Siegel, das sogenannte GS-Zeichen.

Das Anti-Hohlkreuz-Training

Ein Hohlkreuz haben wir fast alle. Häufig sind Rückenschmerzen die Folge. Aber zum Glück können wir etwas dagegen tun – durch Entspannung und gezielte Dehn- und Kraftübungen für Bauch und Rücken. Die bringen die Wirbelsäule wieder ins Lot.

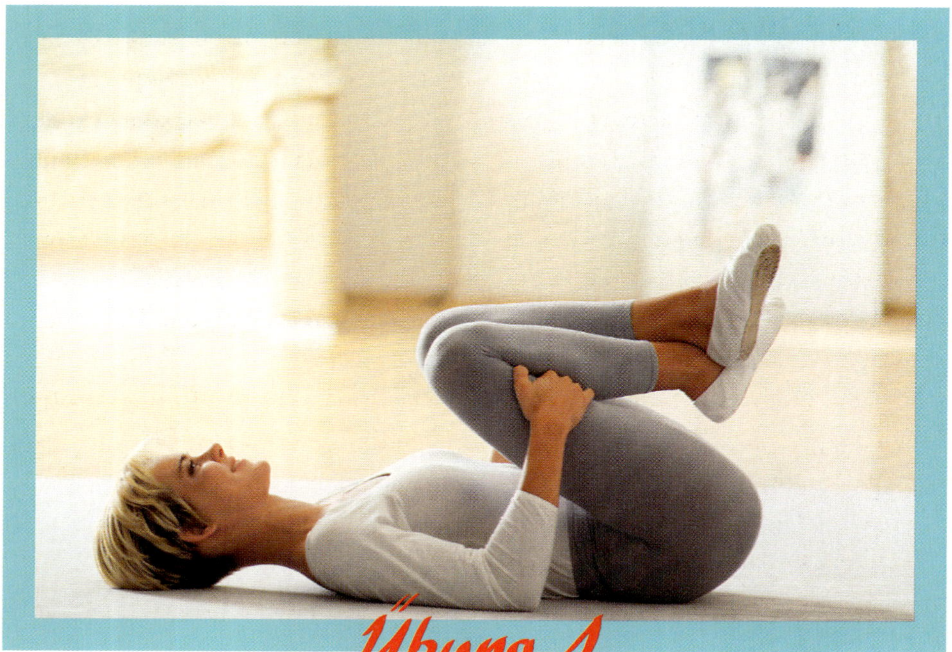

Übung 1

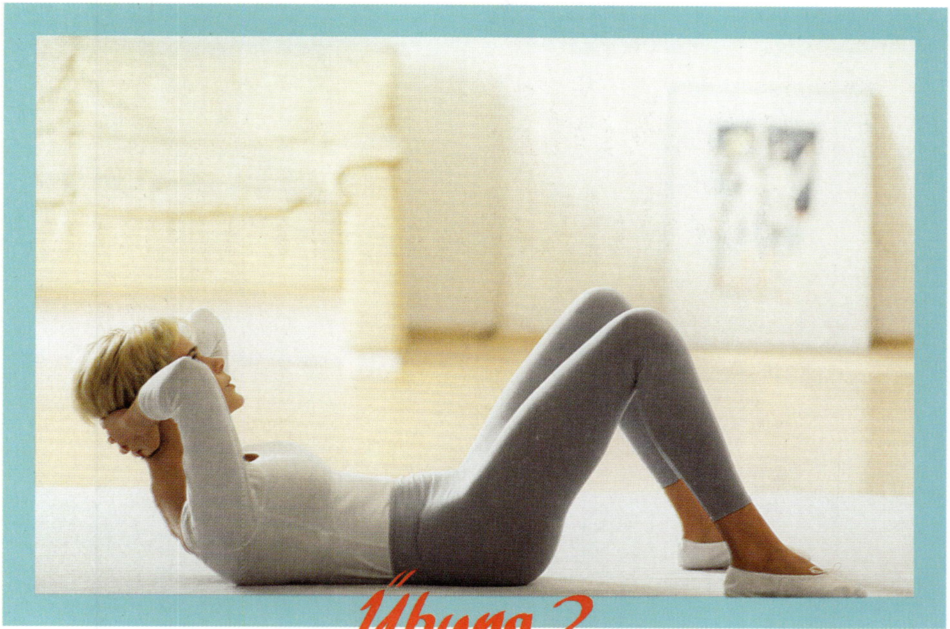

Übung 2

ÜBUNG 1 Zur Entspannung: Beine anwinkeln und die Unterschenkel kreuzen. Nun legen Sie die Hände in die Kniekehlen und ziehen die Knie sanft zum Bauch. Wieder locker lassen. Konzentrieren Sie sich auf Ihren Rücken, und beobachten Sie, wie sich beim Anziehen der ganze Rücken auf den Boden drückt. Jetzt Knie und Becken sanft nach rechts und links schaukeln. Und zumSchluß mit den Knien langsam kleine Kreise ziehen – rechtsherum, linksherum. Spüren Sie, wie sich die Druckpunkte im Rücken verlagern? Die ganze Übung solange machen, bis der Rücken richtig schön warm geworden ist.

ÜBUNG 2 Kraftübung für die geraden Bauchmuskeln: Füße aufstellen, Hände hinter dem Kopf verschränken und den Nacken entspannen. Jetzt beim Ausatmen den Bauch einziehen, den Po anspannen und (mit Blick zur Decke) die Schultern und den oberen Rücken langsam etwas heben und senken. Der untere Rücken bleibt auf dem Boden! Wiederholen Sie die Übung, so oft Sie mögen. Sie dürfen sich aber nicht verkrampfen.

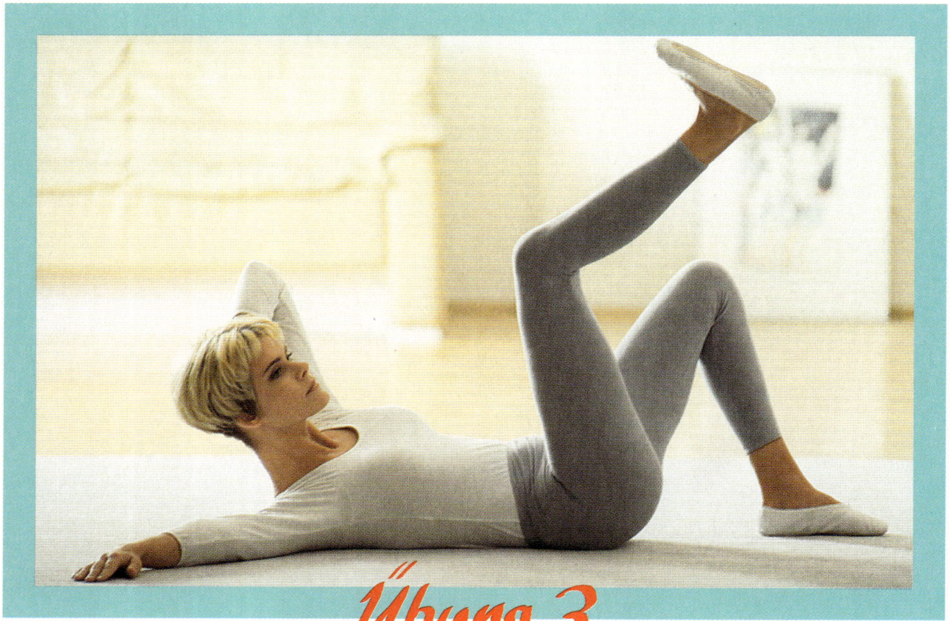

Übung 3

ÜBUNG 3 Kraftübung für die seitlichen Bauchmuskeln: Die Füße aufstellen und die Arme zur Seite strecken. Nun das rechte Bein heben, den Bauch beim Ausatmen einziehen und die linke Schulter diagonal in Richtung Knie führen. 10mal, dann Seitenwechsel. Die ganze Übung 3mal machen.

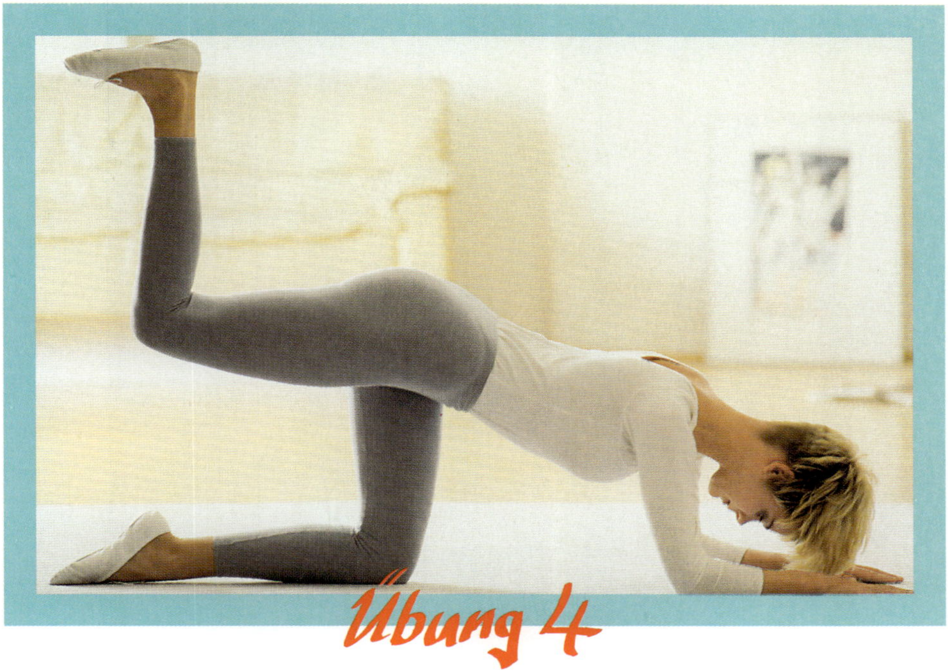

ÜBUNG 4 **Kraftübung für Rücken und Po:** Im Vierfüßlerstand den Bauch einziehen und das rechte Bein gerade nach hinten strecken. (Auf keinen Fall die Hüfte hochziehen!) Jetzt das rechte Bein anwinkeln und wieder strecken. 10mal. Seitenwechsel. Die ganze Übung 3mal wiederholen. Vergessen Sie dabei das Atmen nicht, und gucken Sie immer auf den Boden! Zum Schluß setzen Sie sich gemütlich auf die Füße, legen die Stirn auf den Boden – und entspannen.

ÜBUNG 5 **Dehnübung für den ganzen Rücken:** (Foto Seite 24 oben) Kerzengerade hinsetzen, das linke Bein über das rechte kreuzen und den linken Fuß aufstellen. Nun den Oberkörper nach links drehen und die Dehnung 20 Sekunden lang halten. Dabei tief durchatmen! Dann vorsichtig den Oberkörper zurückdrehen und die Seite wechseln. 2mal.

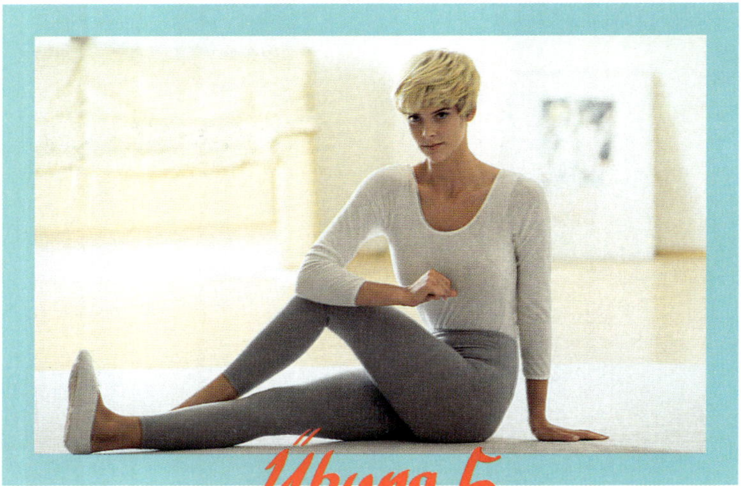

Übung 5

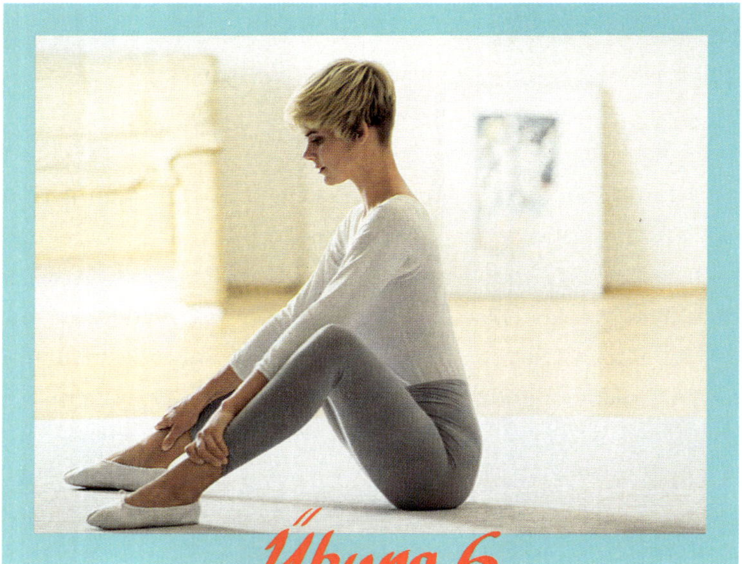

Übung 6

ÜBUNG 6 Dehnübung für den unteren Rücken: Beide Füße weit auseinander, möglichst dicht am Körper aufstellen und mit den Händen die Unterschenkel umfassen. Nun ziehen Sie den Oberkörper ganz gerade nach vorn und halten die Dehnung 20 Sekunden lang. Langsam loslassen, dabei den Rücken rund machen. Die Übung einmal wiederholen.

Spaß haben und dabei fit werden

Egal ob Boogie, Salsa oder Wiener Walzer: Musik geht direkt in die Beine. Sie werden fit dabei, (fast) ohne es zu merken.

Tanzen stärkt Herz und Kreislauf und ist ein effektives Ausdauertraining, mit dem sogar Haltungsschäden verhindert oder rückgängig gemacht werden können. Weil Tanzen einfach Spaß macht, werden Sie also ganz nebenbei fit! Wie sportlich es dabei zugeht, hängt von Ihrem Musikgeschmack ab: Beim Disco Fox kommen Sie schnell ins Schwitzen, bei der Rumba werden die Hüften etwas ruhiger geschwungen. Standardtänze (dazu gehören zum Beispiel Wiener Walzer, Foxtrott, Disco Fox) oder lateinamerikanische (wie Cha-Cha-Cha, Rumba, Salsa) können Sie in Tanzschulen oder in Sportvereinen lernen. In Vereinen ist es meist billiger und nicht so steif. Aber auch in vielen Tanzschulen geht es mittlerweile viel lockerer zu als früher.
In beiden Fällen gilt: Sie brauchen in der Regel einen festen Partner, mit dem Sie die Kurse besuchen. Wer lieber allein tanzen möchte, kann das in speziellen Workshops und Kursen tun, die von Fitness-Studios, Turnvereinen oder Tanz-Studios angeboten werden: Dort können Sie zum Beispiel Ballett, Step-, Jazz- oder Afro-Dance, Samba, Flamenco oder Bauchtanz lernen. Wenn Sie Probleme mit den Gelenken haben, sind ein federnder Boden (wie in professionellen Studios oder Sporthallen üblich) und die richtige Haltung ganz besonders wichtig. Wenn die Beschwerden andauern, ist Tanzen nicht ideal für Sie. Dann sind Trampolinspringen (siehe Seite 18), Walking (Seite 28) oder Schwimmen (Seite 106), für Sie vielleicht besser geeignet.
Wissenschaftler haben übrigens festgestellt, daß Tanzen nicht nur den Körper, sondern auch die Seele fit macht: Streß-Hormone werden abgebaut, das vegetative Gleichgewicht stabilisiert. Tanzen Sie sich nach einem anstrengenden Tag also richtig aus: in der Disco, beim Tanzkurs oder mit fetziger Musik ganz einfach allein zu Hause!

Gegen müde Beine und Rückenschmerzen

Wenn die Füße weh tun und die Beine schlappmachen, hilft manchmal schon eine kalte Dusche. Und wenn nicht? Diese spezielle Fußgymnastik wirkt garantiert. Einige Übungen können Sie sogar zwischendurch am Arbeitsplatz machen.

Diese Fußgymnastik regt den Kreislauf an, löst Verspannungen und hilft sofort gegen geschwollene Füße. Wer regelmäßig trainiert, stärkt alle wichtigen Fuß- und Wadenmuskeln und beugt damit sogar Rückenschmerzen vor. Denn die Füße sind nun mal das Fundament unseres Körpers. Wenn das in Ordnung ist, stimmt die „Statik" des ganzen Körpers.

ÜBUNG 1 Setzen Sie sich ganz vorsichtig auf die Fersen, und stellen Sie dabei die Zehen auf – möglichst 20 Sekunden lang. Das dehnt und durchblutet alle Fußmuskeln und fördert gleichzeitig eine gute Haltung. Denn diese Übung entlastet die Wirbelsäule optimal.

ÜBUNG 2 Lassen Sie im Sitzen die Füße 5mal im Uhrzeigersinn kreisen. Versuchen Sie dabei, jede einzelne Ziffer mit den Fußspitzen zu markieren. Mit dem rechten Fuß beginnen.

ÜBUNG 3 Fußspitzen anziehen, kurz die Spannung halten, Fußspitzen ausstrecken, Spannung wieder halten. Immer abwechselnd – rechter Fuß, linker Fuß. 10mal.

ÜBUNG 4 Versuchen Sie, Ihre Zehen so weit wie möglich zu spreizen und die Spannung eine Weile zu halten. Anschließend die Zehen einrollen. 3mal mit jedem Fuß üben.

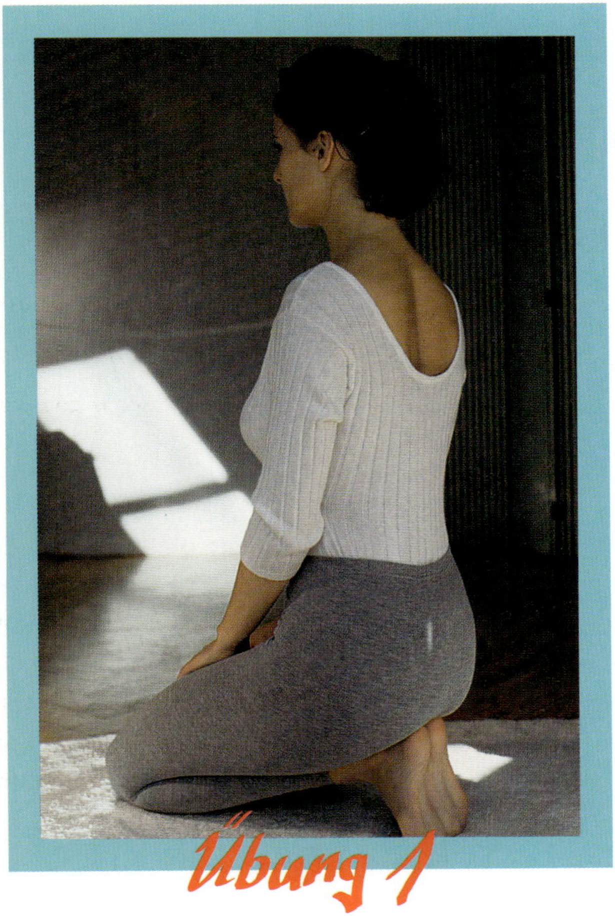

ÜBUNG 5 Im Sitzen oder Stehen auf die Fußspitzen gehen und ganz langsam über Zehen, Ballen, Fersen auf den Boden abrollen. Dann die Füße genauso langsam wieder hochrollen. 3mal.

ÜBUNG 6 Stellen Sie sich auf die Zehenspitzen, und machen Sie 20 Trippelschritte. Füße abrollen und die Übung 3mal wiederholen.

ÜBUNG 7 Waden-Stretching: Im Stehen ein Knie leicht beugen und so weit nach vorn schieben, bis Sie das Gewicht über die Fußspitze verlagert haben und die Dehnung unterhalb der Wade zu spüren ist. Die Spannung 20 Sekunden lang halten, ohne die Ferse vom Boden abzuheben. Die Übung mit jedem Bein einmal wiederholen.

Power-Wandern statt Jogging

Das ist der Fitness-Trend aus Amerika: ideal zum Abnehmen und Schlankbleiben und toll gegen Cellulite!

Natürlich ist Walking eigentlich nichts anderes als Gehen! Dabei ist aber nicht Spazierengehen gemeint, sondern eher strammes Marschieren. Und das kann eigentlich jede(r), egal wie alt, wie fit oder wie schwer. Das Tempo bestimmen Sie selbst, je nach Kondition und Tagesform. Bei jedem kräftigen Schritt spüren Sie Ihre Beinmuskeln bis in den Po. Treten Sie mit der Ferse immer zuerst auf, die Fußspitzen zeigen dabei nach vorn, und machen Sie etwas größere Schritte als sonst.

Wenn Sie mit leicht angewinkelten Armen ganz natürlich Schwung holen, tun Sie gleichzeitig etwas für den ganzen Körper. Die Schultern locker lassen und auch die Beine nicht verkrampfen. Wer regelmäßig walkt, stärkt die Knochen und kann sich somit sogar vor Osteoporose schützen.

Beim Gehen nicht auf den Boden gucken, sondern geradeaus. Am besten walken Sie auf Wald- und Parkwegen, aber auch Fußwege oder Straßen mit wenig Verkehr sind okay. Ziehen Sie stabile Sportschuhe an, damit Sie nicht umknicken. Es müssen aber keine teuren Spezialschuhe sein (wie zum Beispiel beim Joggen).

Power-Walking

Mit Hanteln wird Walking noch wirksamer, weil zusätzlich die Armmuskeln gekräftigt werden. Beginnen Sie mit kleinen Hanteln, die etwa 500 Gramm wiegen. Falls Sie keine Hanteln mögen, können Sie mit der vom amerikanischen Walkingspezialisten Gary Yanker entwickelten „Armpumpe“ arbeiten: Mit den Händen eine lockere Faust machen, die Arme anwinkeln und parallel zum Körper

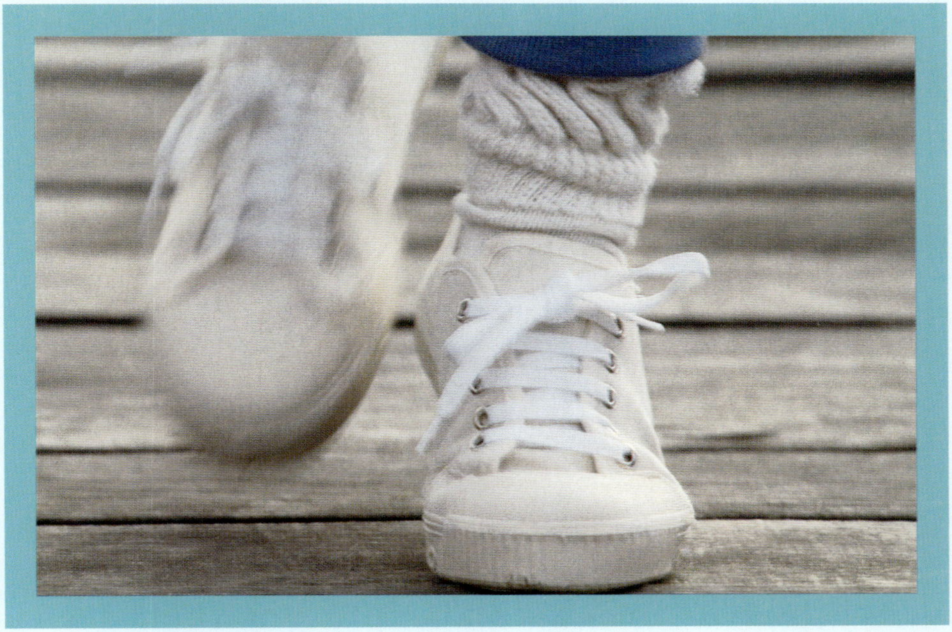

weit vor- und zurückschwingen (beim Vorwärtsschwingen die Faust energisch bis zum Kopf hochziehen).

Abnehmen mit Walking

Sportwissenschaftler haben herausgefunden, daß man beim schnellen Ge-hen genausoviel Fett verbrennt wie beim Joggen. Beim Gehen werden aber die Gelenke viel weniger belastet. Je nach Gehgeschwindigkeit kann sich der Kalorienverbrauch auf das Zwei- bis Zehnfache steigern. Sie müssen allerdings mindestens 30 Minuten walken. Wenn Sie gleichzeitig eine Diät machen, steigern Sie den Fettabbau mit Walking um 30 bis 40 Prozent. Und ideal ist Walking auch, um das Gewicht zu halten. Außerdem werden ganz gezielt Oberschenkel- und Pomuskeln bearbeitet. Die Muskulatur wird stärker durchblutet, gestautetes Gewebewasser kann wieder abfließen: Cellulite ist weniger sichtbar. (Falls Sie ein schwaches Bindegewebe haben: Ziehen Sie eng sitzende Leggings an, der leichte Druck fördert den Lymphfluß.)

Kondition auf die sanfte Tour

Wer regelmäßig radelt, tut ganz nebenbei eine Menge fürs Fitsein. Wichtig ist nur, daß Sie sich nicht überfordern und daß Sie richtig sitzen.

Radfahren bringt Kondition und stärkt die Beinmuskeln. Und es ist auch viel schonender für die Gelenke als zum Beispiel Joggen – wenn Sie es richtig machen.

Ganz wichtig: Nicht überanstrengen!

Wer beim Radeln schon nach ein paar Minuten aus der Puste ist, hat seinen Kreislauf viel zu stark belastet und noch nichts für die Kondition getan. Eine bessere Kondition kriegen Sie, wenn Sie mindestens eine halbe Stunde durchhalten. Das schaffen Sie locker, wenn Sie zunächst nur „mit halber Kraft" fahren und sich dann langsam steigern. Denken Sie daran, daß Sie sofort in den ersten Gang zurückschalten, sobald eine kleine Steigung kommt. Denn je kräftiger Sie in die Pedale treten, desto härter müssen Ihre Kniegelenke arbeiten. Das führt dann womöglich zu schmerzhaften Zerrungen oder sogar zu Knorpelschäden.

Das kann übrigens auch passieren, wenn der Sattel zu hoch ist und Sie nur mit den Fußspitzen treten. Machen Sie die Sitzprobe: Ober- und Unterschenkel sollten noch leicht angewinkelt sein, wenn Sie die Ferse aufs Pedal stellen.

Richtig sitzen

Es ist ganz wichtig, daß Sie richtig sitzen. Sonst schleichen sich bald Haltungsfehler ein, die zu Verspannungen führen und auf Dauer dem Rücken schaden können: Wenn zum Beispiel (wegen der Aerodynamik) der Lenker tiefer liegt als der Sattel, belasten Sie die Nackenmuskulatur, weil Sie in dieser Haltung den Kopf viel zu stark anheben müssen. Und wenn die Lenkerbreite nicht stimmt, verkrampfen sich die Schultern. Die Breite des Lenkers sollte zur Schulterbreite passen. Gemessen wird der Abstand zwischen den Schulterblattenden. Wer sich beim Radeln zu weit vorbeugen muß, strapaziert die Rückenmuskeln. Die häufige Folge: Rückenschmerzen. Testen Sie doch mal, ob der Abstand zwischen Sattel und Lenker okay ist: Legen Sie einen Ellenbogen an die Sattelnase, und strecken Sie die Finger aus. Jetzt sollten bis zum Lenker noch etwa vier Zentimeter Luft sein. Wenn der Abstand richtig ist und Ihnen trotzdem manchmal der Rücken weh tut, hilft Stretching.

Dehnen Sie beim Fahren immer mal wieder den Rücken, indem Sie die Arme durchstrecken. Noch besser: Legen Sie beim Radeln ab und zu eine kurze Pause ein, und dehnen Sie den ganzen Körper. Auf die Zehenspitzen stellen und die Arme abwechselnd hochstrecken – so weit wie möglich. Bekommen Sie beim Radfahren Schmerzen in den Armen und/oder Handgelenken? Das kann passieren, wenn Sie die Griffe zu fest halten oder immer mit durchgestreckten Armen fahren. Dadurch werden nämlich die Erschütterungen von der Fahrbahn direkt auf Knochen und Gelenke übertragen. Winkeln Sie die Arme also etwas an, stützen Sie sich ganz locker mit den Handinnenflächen auf, und wechseln Sie öfter die Griffposition.

Noch ein Tip: Überprüfen Sie mal Ihren Sattel. Wenn der nicht hundertprozentig waagerecht ist, hängen Sie beim Radfahren vornüber und ein Teil Ihres Körpergewichts lastet auf den Handgelenken.

Muskeltraining für Sportmuffel

Sitzen Sie lieber vor dem Fernseher als Sport zu treiben? Wenn Sie deswegen ein schlechtes Gewissen haben, dann machen Sie doch einfach Gymnastik vorm Fernseher!

ÜBUNGEN 1–2 zum Aufwärmen: Legen Sie sich gemütlich auf den Rücken, und fahren Sie in der Luft Fahrrad. Das bringt den Kreislauf in Schwung.
Lassen Sie im Sitzen die Schultern vorwärts und rückwärts kreisen. Ziehen Sie möglichst kleine Kreise. Das macht den ganzen Oberkörper schön warm.

ÜBUNGEN 3–5 für kräftige Armmuskeln: Setzen Sie sich aufrecht hin, und strecken Sie Ihre Arme seitlich aus. Nun ziehen Sie mit den Armen kleine Kreise – zuerst nach hinten, dann nach vorn.
Gerade hinsetzen und die Arme nach oben strecken, die Handflächen zeigen zur Decke. Jetzt winkeln Sie die Arme an und strecken sie wieder – hoch, runter, hoch, runter ...
Arme anwinkeln und die Hände vor der Brust falten. Nun die Arme nach vorn durchstrecken und wieder beugen. Dabei die Ellenbogen möglichst dicht zusammenhalten und die Schultern nicht hochziehen.

ÜBUNGEN 6–8 für straffe Po- und Beinmuskeln: Setzen Sie sich auf die Sesselkante, halten Sie sich an den Lehnen fest, und strecken Sie die Beine aus. Nun die Beine grätschen und wieder eng zusammen bringen. Immer im Wechsel. Zuerst ganz langsam, dann etwas schneller werden.

Pressen Sie im Sitzen oder Liegen Beine und Po fest zusammen, halten Sie die Spannung 10 Sekunden lang, und lassen Sie wieder locker. 10mal wiederholen.

Legen Sie sich auf dem Boden auf die Seite, und ziehen Sie die Beine an (im rechten Winkel). Die obere Hüfte ist etwas nach vorn geneigt. Nun heben und senken Sie das obere Bein. 10 mal. Dann ziehen Sie es zu sich heran und strecken es durch. 10 mal. Zum Schluß heben und senken Sie das Bein wieder (im rechten Winkel), wobei aber die Fußspitze in Richtung Boden zeigt. 10 mal. Seitenwechsel! Nach der Übung Arme und Beine ordentlich ausschütteln.

ÜBUNG 9 für einen flachen Bauch: Strecken Sie im Sitzen die Arme abwechselnd zur Decke, und spannen Sie dabei die Bauchmuskeln an. 10mal. Das Atmen nicht vergessen!

ÜBUNGEN 10–13 Stretching: Setzen Sie sich auf dem Boden in den Schneidersitz, umfassen Sie die Füße mit beiden Händen, und drücken Sie mit den Ellenbogen die Unterschenkel nach außen. Die Spannung 10 Sekunden lang halten. Dann machen Sie die Übung andersherum: Sie pressen die Knie gegen Ihre Arme – wieder 10 Sekunden lang.

Machen Sie im Sitzen die Beine lang. Fassen Sie ein Handtuch an beiden Enden an, und legen Sie es um die Füße. Versuchen Sie jetzt, die Fußspitzen so weit es geht anzuziehen. Die Spannung 10 Sekunden lang halten.

Verschränken Sie im Sitzen die Hände im Nacken, und drücken Sie den Kopf dagegen – 10 Sekunden lang. Anschließend mit den Händen den Kopf so weit wie möglich in Richtung Brust drücken. Die Spannung wieder 10 Sekunden halten.

Aufrecht hinsetzen und den Kopf zuerst langsam nach rechts, dann langsam nach links neigen.

Sie brauchen natürlich nicht alle Übungen auf einmal zu machen. Suchen Sie sich die aus, auf die Sie gerade Lust haben. Und überfordern Sie sich nicht! Wiederholen Sie die einzelnen Übungen nur so oft, wie es Ihnen angenehm ist. Die Gymnastik soll nicht in Streß ausarten!

2. Kapitel

Fitness aus Fernost

Wir sind viel zu kopflastig, meinen die Chinesen. In östlichen Philosophien geht es immer um die Balance von Körper, Geist und Seele. Um gesund zu bleiben, müssen die beiden entgegengesetzten Pole Yin (steht für passiv, kühl, weiblich) und Yang (aktiv, warm, männlich) im Einklang sein. Die negativen und positiven Kräfte sollen zusammenfließen und den Menschen innere und äußere Harmonie bringen. Amerikanische Wissenschaftler haben jetzt eine interessante Entdeckung gemacht: Sie fanden Hinweise dafür, daß östliche Entspannungsmethoden Psyche und Körper so stark beeinflussen, daß sie sogar lebensverlängernd wirken können!

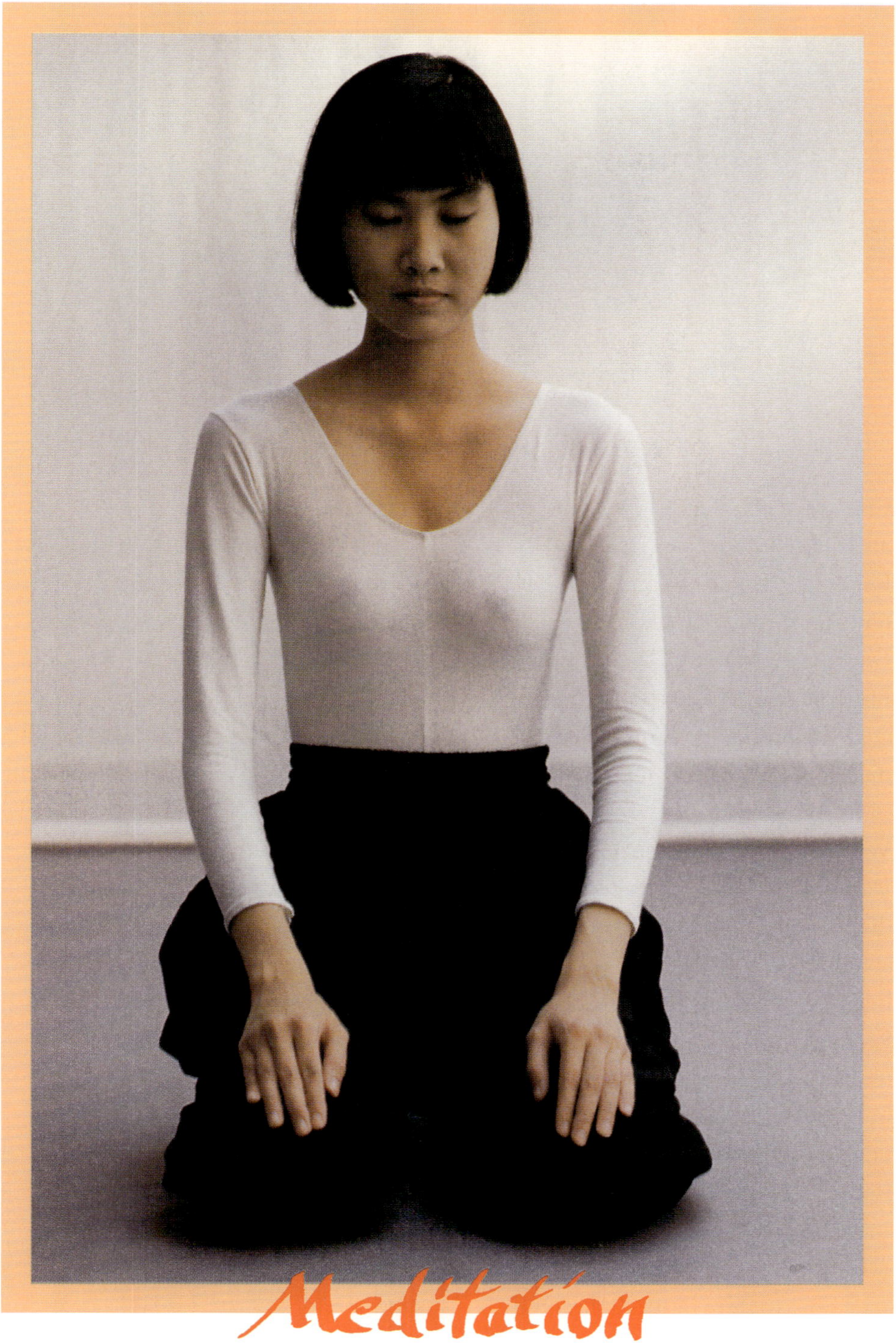

Meditation

Gesundheitsprogramm aus China

Diese meditativen Übungen aus China sind mehr als 2000 Jahre alt. Sie geben Ihnen neue Kraft – durch Entspannung!

Chi Gung, das heißt nichts anderes als Energieübungen. In der östlichen Lehre ist das der Obergriff für die unterschiedlichsten Methoden, Körper, Geist und Seele ins Gleichgewicht zu bringen. (Dazu zählen zum Beispiel auch Tai-Chi oder Kung Fu.) Um diese Balance zu erreichen, muß das „Chi" im Körper ungehindert fließen. Wörtlich übersetzt bedeutet „Chi" Dampf oder Wolke, gemeint ist damit die Energie, die Lebenskraft, die alles steuert. Die Übungen (Gung) sollen helfen, ein Gefühl für die eigene Energie zu bekommen, sie zu steuern und zu vermehren. Die Reihenfolge, in der Sie die Übungen machen, ist unwichtig: Beginnen Sie mit der, die Ihnen am besten gefällt. Machen Sie zunächst nur diese eine Übung, und nehmen Sie dann alle zwei bis drei Tage eine weitere dazu. Ziehen Sie bequeme Kleidung an, die nicht einengt. Und lassen Sie sich beim Üben nicht stören. Gut ist, wenn Sie täglich etwa fünf Minuten üben. Wer Chi Gung intensiver lernen möchte, kann spezielle Kurse besuchen: in Volkshochschulen, Sportvereinen oder in Studios, die sich auf asiatische Sportarten spezialisiert haben.

Ganz wichtig: Bevor Sie anfangen, sollten Sie die richtige Haltung üben (siehe Foto rechts). Sie stehen leicht gebeugt, die Knie über den Fußspitzen. Die Füße sind parallel und etwa hüftbreit auseinander, der Rücken gerade. Strecken Sie nicht den Po raus! Schultern locker lassen, der Kopf hängt an einem unsichtbaren Band, das ihn nach oben zieht. Der ganze Körper fühlt sich an wie eine Marionette.

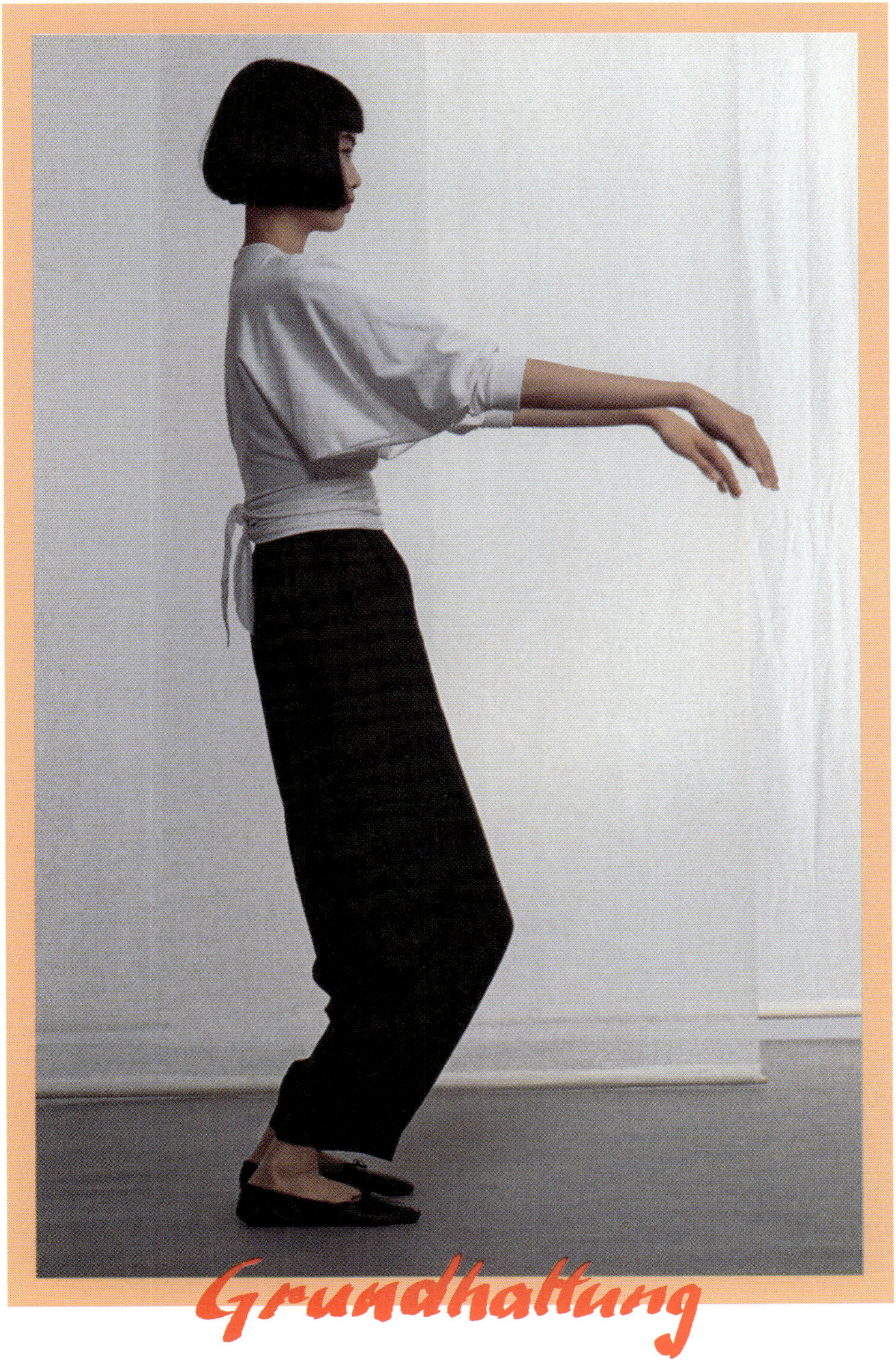

Grundhaltung

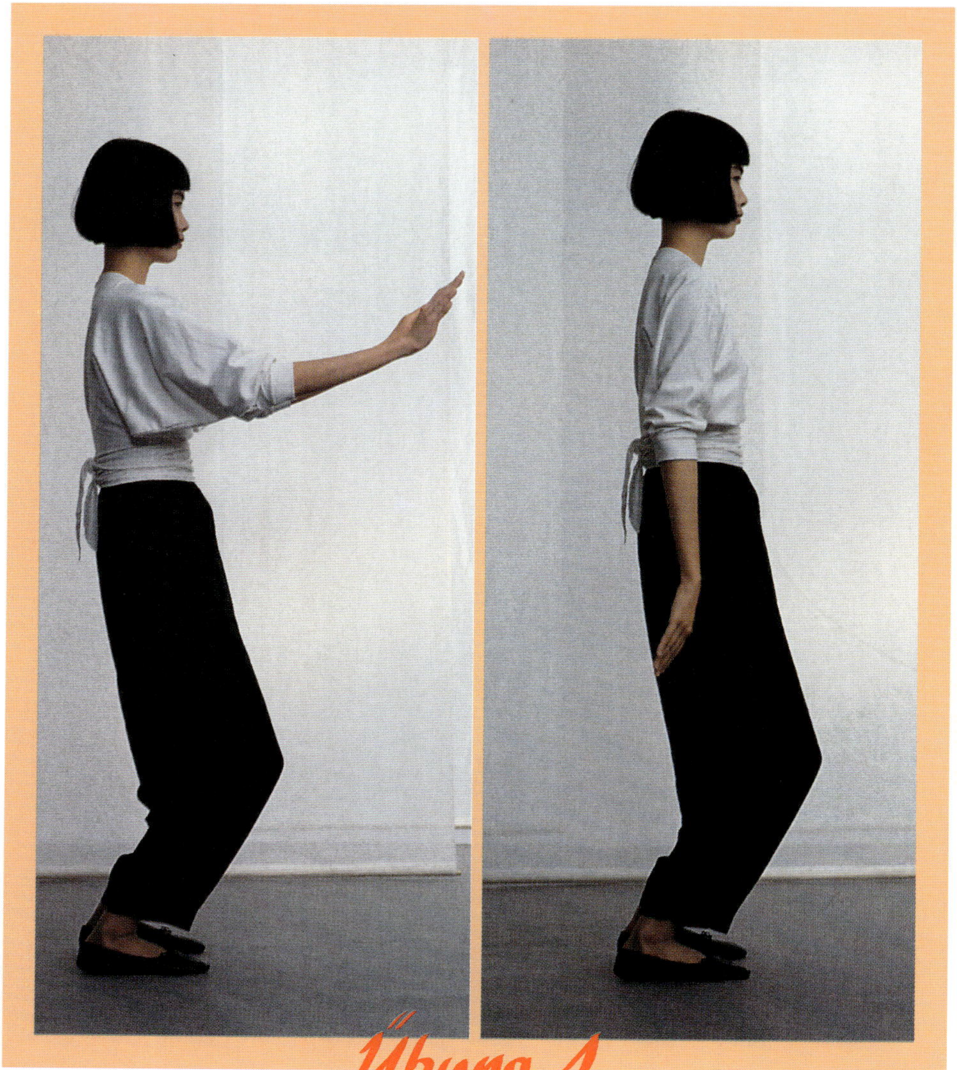

Übung 1

ÜBUNG 1 Das Chi wecken: Aus der Grundhaltung die Arme beim Einatmen bis in die Waagerechte aufsteigen lassen, die Hände werden einfach locker mitgenommen. Beim Ausatmen die Arme absenken, die Fingerspitzen zeigen automatisch nach oben. Die Bewegung ist fließend, die Luft wird vor dem Körper sanft nach unten gedrückt.

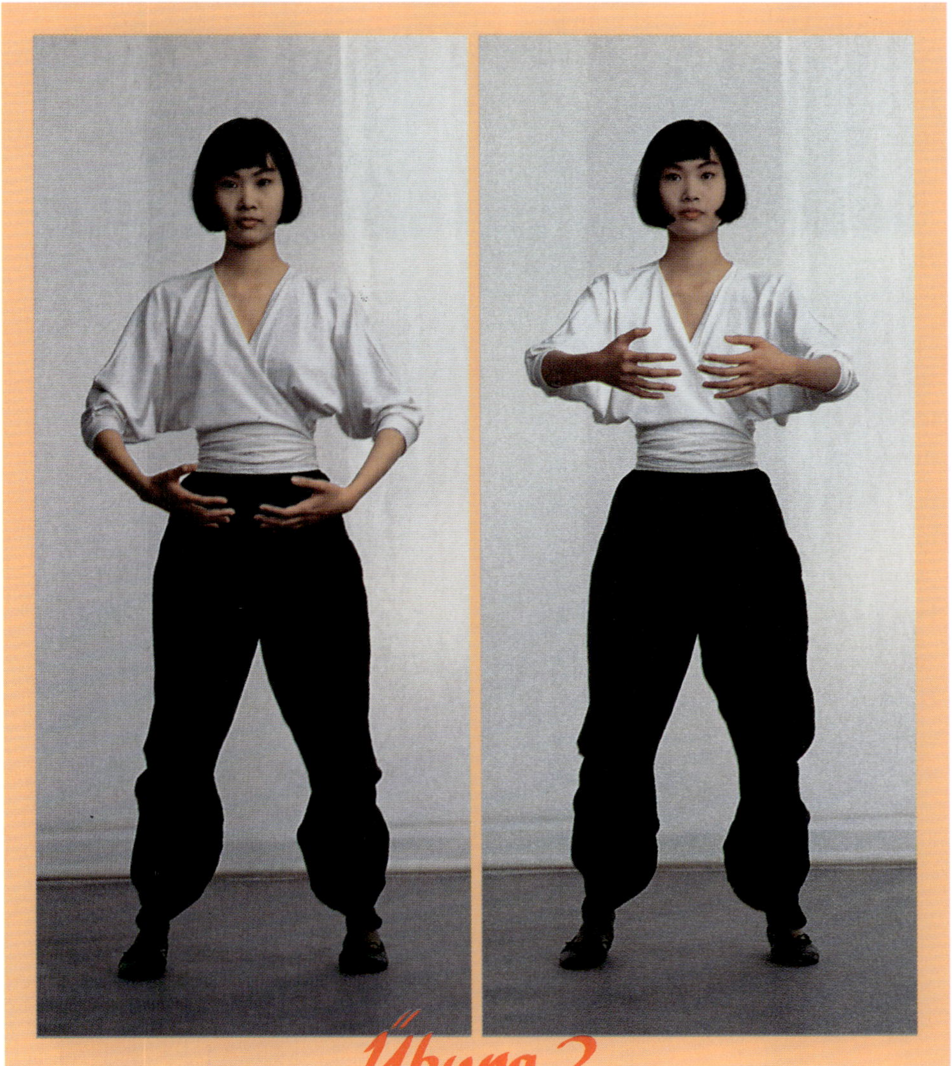

Übung 2

ÜBUNG 2 Den Mond halten: Die Arme halten vor dem Bauch einen unsichtbaren großen Ball (den Mond), die Fingerspitzen zeigen zueinander, berühren sich aber nicht. Beim Einatmen steigen die Arme auf, beim Ausatmen senken sie sich ab. Die Aufmerksamkeit in die Körpermitte lenken, ungefähr zwei Fingerbreit unter dem Bauchnabel.

ÜBUNG 3 Den Himmel heben: Aus der Grundhaltung die Arme beim Einatmen seitlich nach oben nehmen, dann die Hände hinter dem Nacken verschränken. Ausatmen und die Arme dabei kräftig mit gefalteten Händen nach oben drücken. Beim Einatmen lösen sich die Hände (siehe Fotos auf Seite 42), dann die Arme seitlich bis zur Waagerechten herunternehmen. Jetzt wieder ausatmen, die Arme dabei weiter absenken, vor dem Körper aneinander vorbeiführen, bis die Handflächen nach oben zeigen (siehe Seite 43). Die Arme wie ein Pendel in die Ausgangsposition zurückführen. Dann erst einatmen, die Hände nach oben nehmen und von vorn anfangen. Keine Pausen machen, die Bewegung fließt mit dem Atem.

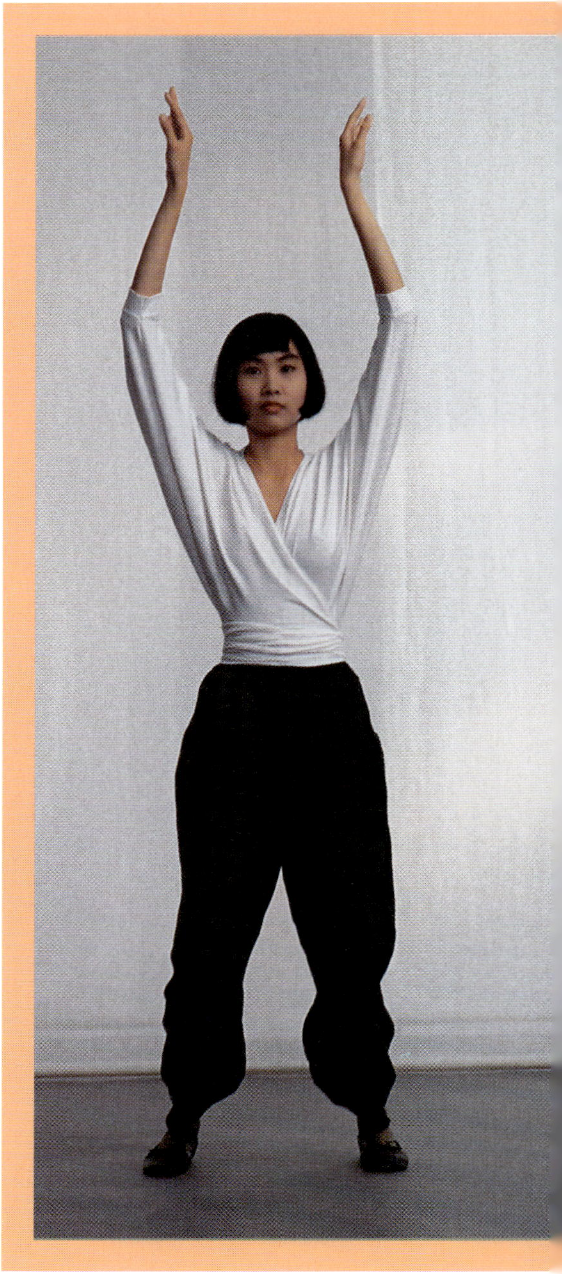

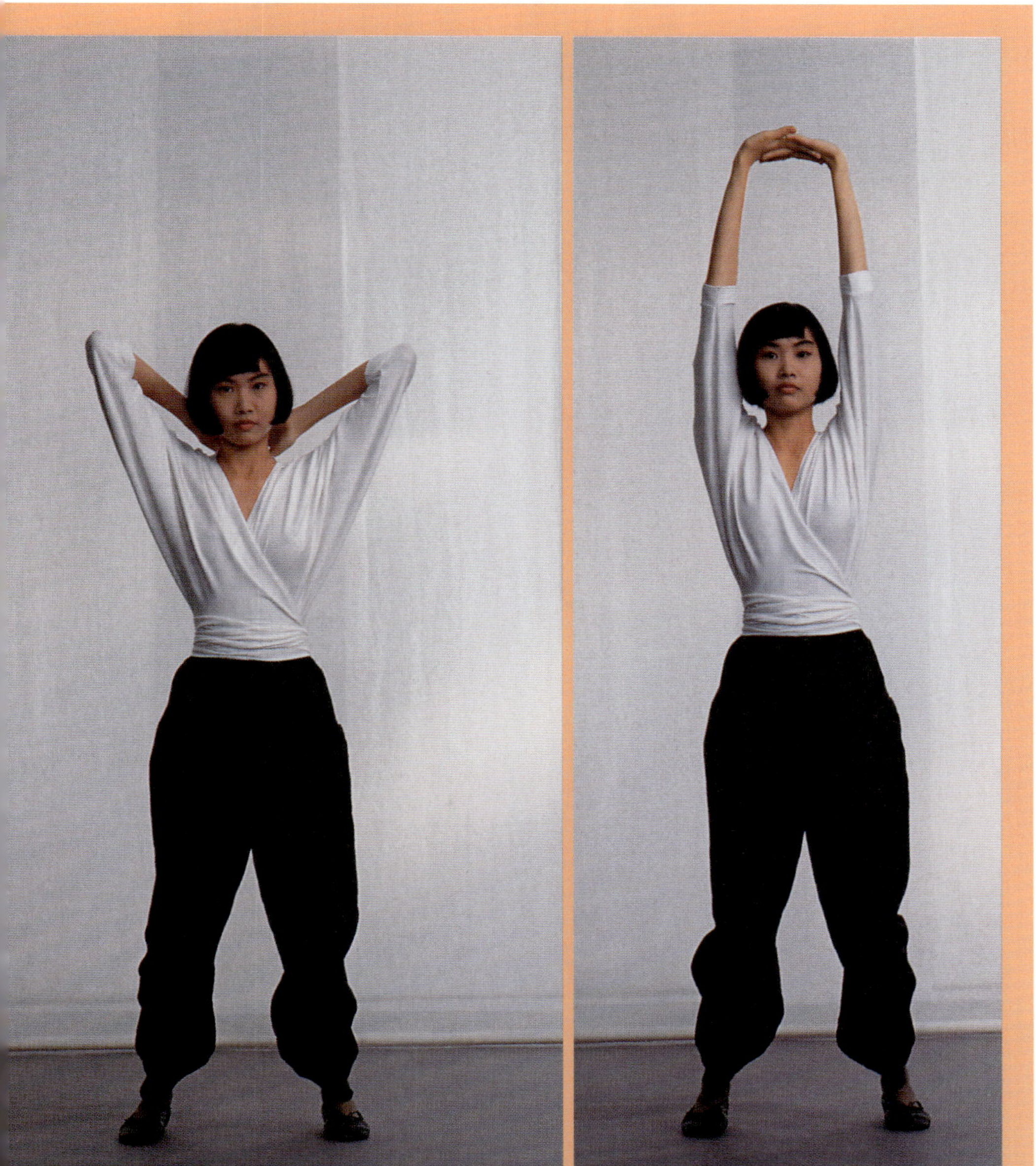

Übung 3

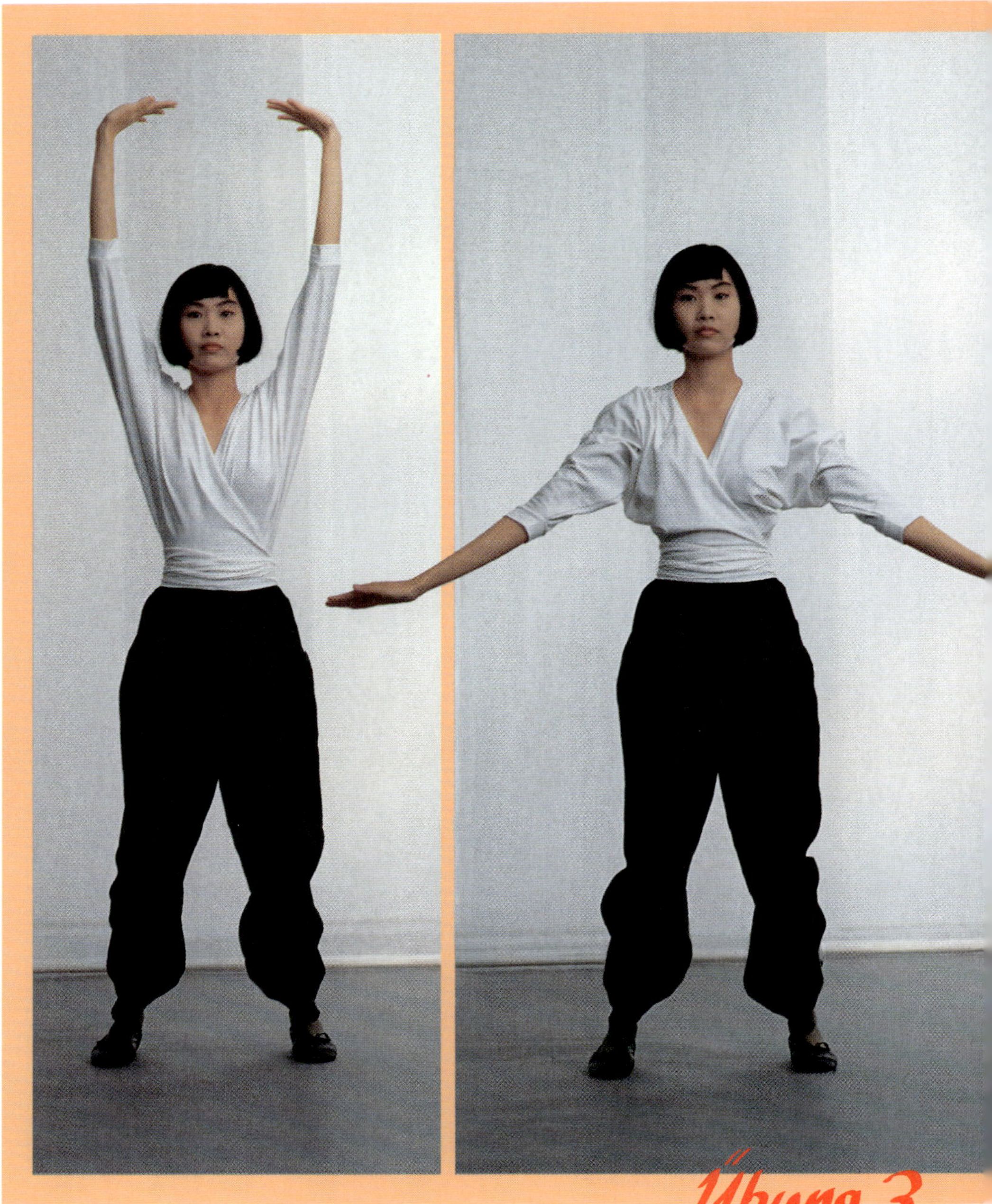

Übung 3

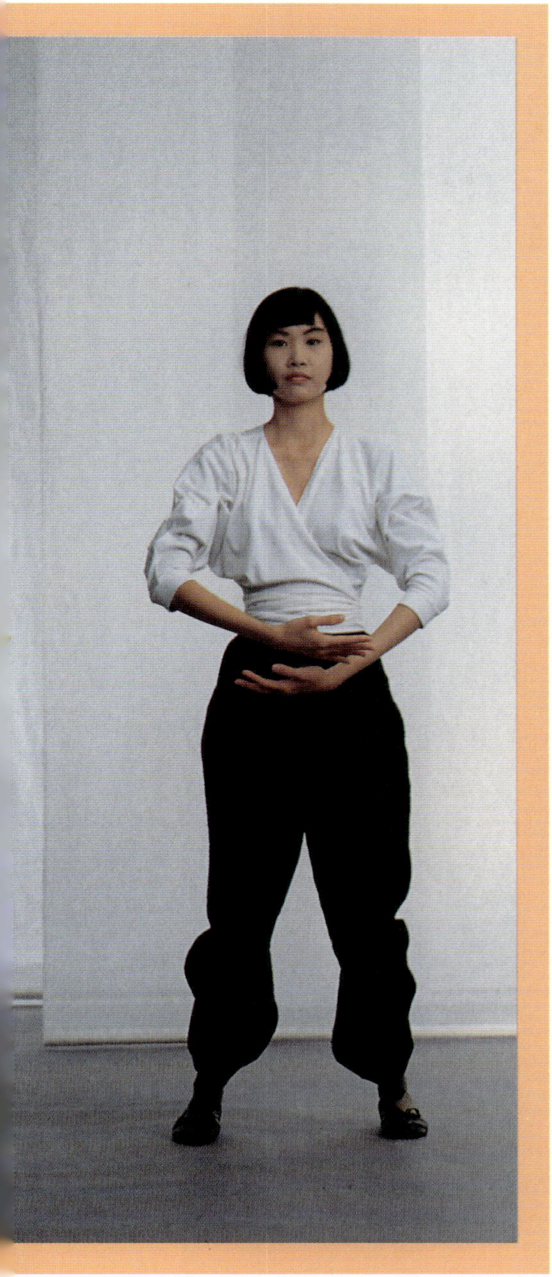

ÜBUNG 4 Die Rückkehr des Frühlings (ohne Foto): Locker stehen und aus den Knien heraus kräftig auf- und abwippen, als würden Sie beim Reiten kräftig durchgeschüttelt; Schultern dabei nicht hochziehen. Stoßweise ein paarmal nacheinander ausatmen, dann tief einatmen.

ÜBUNG 5 Energietore öffnen (ohne Foto): Die Arme locker nach oben strecken, die Handflächen zeigen leicht zueinander. Nach vorn gucken (oder die Augen schließen). Die Konzentration wandert von den Ellenbogen, über die Schultern zu den Hüften bis runter zu den Knie- und Fußgelenken. Der Körper soll sich offen und durchlässig anfühlen wie körniger Sand, der von Wasser durchströmt wird.

Wach und konzentriert durch Akupressur

Chinesische Schüler machen diese fünf Übungen täglich in den großen Pausen, um sich im Unterricht besser konzentrieren zu können. Auch Sie werden damit im Büro, in der Uni oder zu Hause schnell wieder frisch!

Wer viel liest oder lange Zeit unbeweglich in einer Stellung bleibt (zum Beispiel beim Autofahren), kann den Energiefluß, das „Chi" (siehe Seite 36), im Körper blockieren. Kopfschmerzen und Müdigkeit sind oft die Folge. Deshalb werden bei diesen Übungen bestimmte Punkte auf den Bahnen („Meridianen"), in denen das „Chi" fließt, mit sanftem Druck massiert. Diese Akupressur-Massage löst die Stauungen und gibt neue Energie!

Übung 1 Mit den Daumen einen Druckpunkt unter den Augenbrauen, neben der Nasenwurzel suchen. Sie fühlen, daß Sie ihn gefunden haben, wenn der leichte Druck spürbar angenehm ist. Schließen Sie die Augen, und machen Sie mit den Daumen kleine, weiche Kreise um diesen Punkt herum. Die anderen Finger locker auf die Stirn legen. Sie können die Ellenbogen auch aufstützen, wenn Ihnen das angenehm ist.

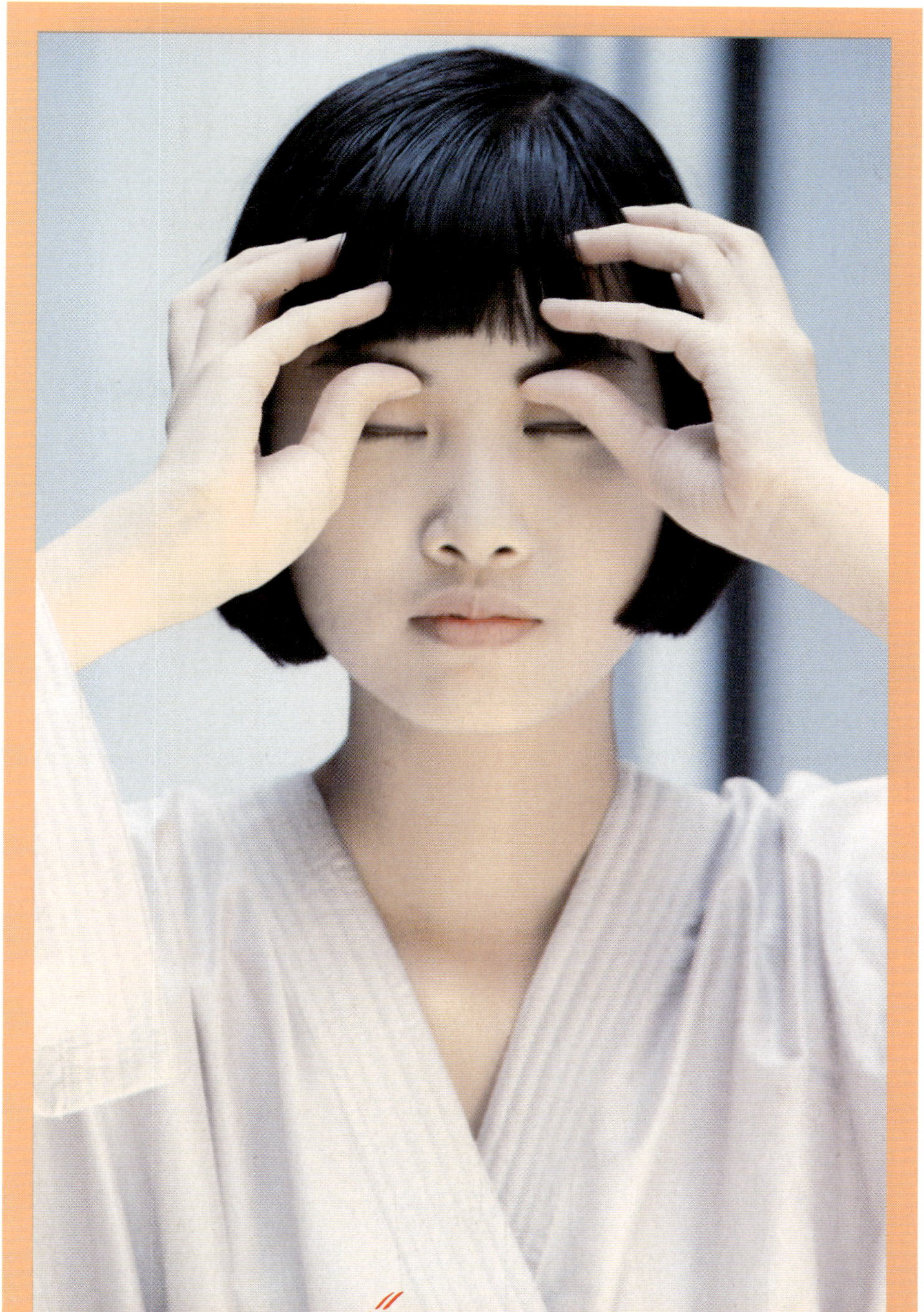

Übung 1

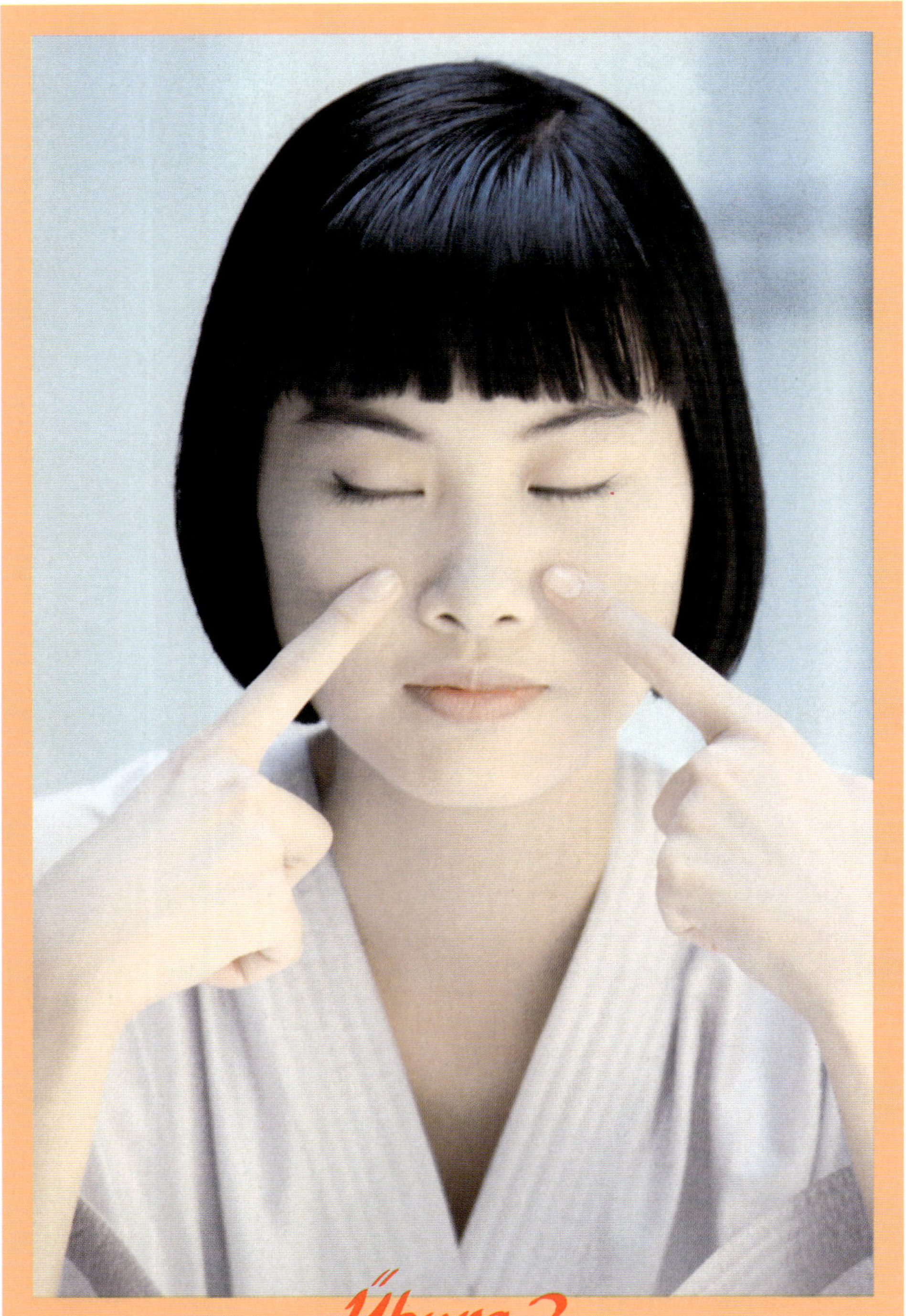

Übung 2

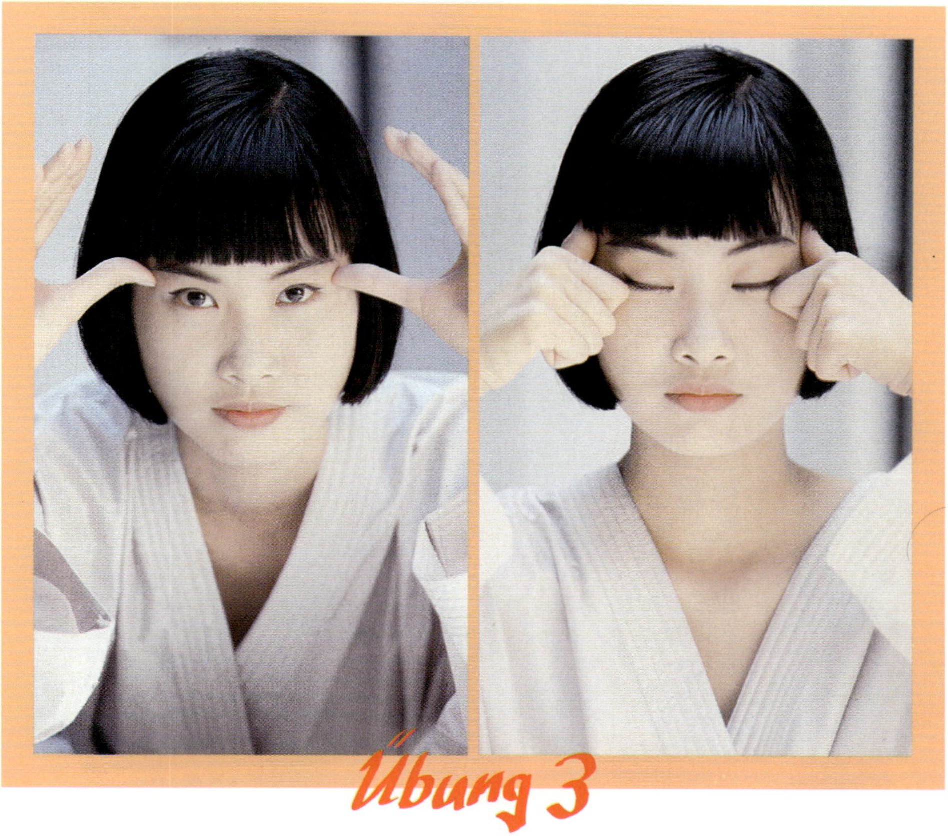

Übung 2 Die Zeigefinger einen Fingerbreit neben die Nasenflügel setzen. Da dort der Gesichtsnerv liegt, ist diese Stelle sehr empfindlich und deshalb leicht zu finden. Wieder in ganz kleinen Kreisen massieren.

Übung 3 Die Daumen locker an die Schläfe legen. Abwechselnd mit der vorderen Kante des Zeigefingers auf den Augenbrauen und unter den Augen sanft von innen nach außen entlangstreichen.

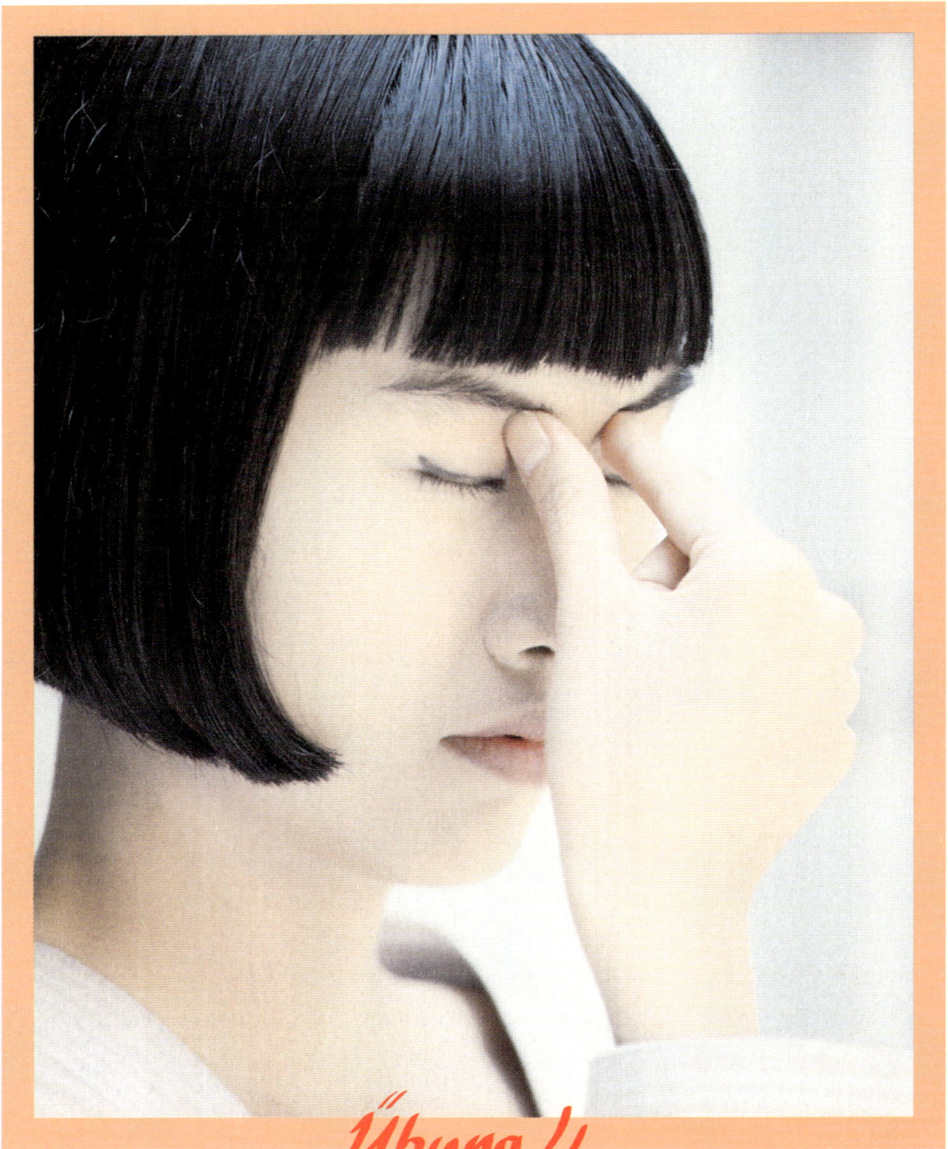

Übung 4

ÜBUNG 4 Daumen und Zeigefinger umfassen die Nasenwurzel und massieren mit kleinen Bewegungen nach oben und nach unten.

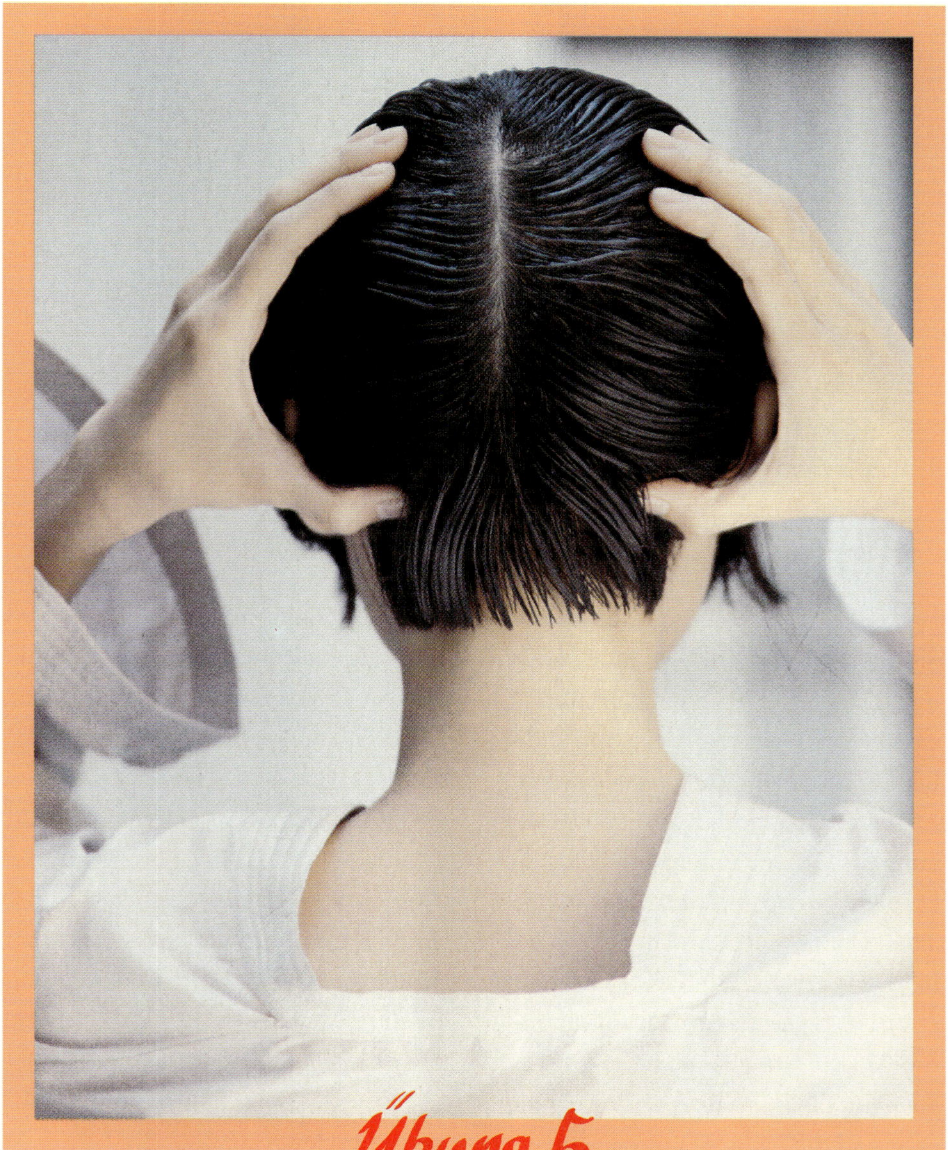

Übung 5

Übung 5 Die Daumen an den Hinterkopf setzen und die beiden Kuhlen spüren. Leicht nach innen und nach außen drücken. Zum Schluß die Augen noch einen Augenblick schließen und entspannen.

Energie-Push aus Indien

In Indien ist Yoga die Wissenschaft vom Leben. Bei uns wird es als Mischung aus Gymnastik-, Entspannungs- und Atemübungen angeboten. Ob Yoga für Sie die richtige Methode ist, können Sie mit unserer Yoga-Gymnastik testen.

Der Begriff Yoga kommt aus dem indischen Sanskrit und bedeutet vereinigen: Yoga soll helfen, die Trennung zwischen Körper und Geist aufzuheben, in Indien ein traditioneller Weg zur körperlichen und geistigen Reinigung. Es gibt die unterschiedlichsten Formen, bei uns bekannt sind vor allem Hatha- und Kundalini-Yoga. Beide lassen sich auf die gleichen etwa 100 Grundhaltungen zurückführen. Während es beim Hatha-Yoga aber vor allem um Körper-Bewußtsein geht und die Übungen meist sehr langsam und statisch sind, finden sich beim Kundalini-Yoga sehr viele dynamische, schnelle Bewegungen. Das bewußte Atmen wird direkt in die Yoga-Übungen einbezogen. Die zwei häufigsten Atemformen sind dabei der lange, tiefe Atem, der vor allem entspannen soll und beim Kundalini-Yoga der Feueratem, eine Art Hecheln, bei dem nur der Bauch bewegt wird. Er soll vital machen und mit zusätzlicher Lebensenergie aufladen. Yoga-Übungen stärken die Muskeln, der Körper wird gestreckt, gedehnt und angespannt; zum Schluß wird in der Regel meditiert, um die Entspannung noch zu vertiefen.

Dabei werden manchmal spezielle „Mantren", Meditationswörter, gesagt, gedacht oder gesungen. Ein häufig benutztes Mantra ist zum Beispiel „Sat" (Wahrheit) und „Nam" (Identität). Übersetzt bedeutet es ungefähr „meine wahre Identität", und es steht für die Suche nach der Verbindung von Körper, Geist und Seele.

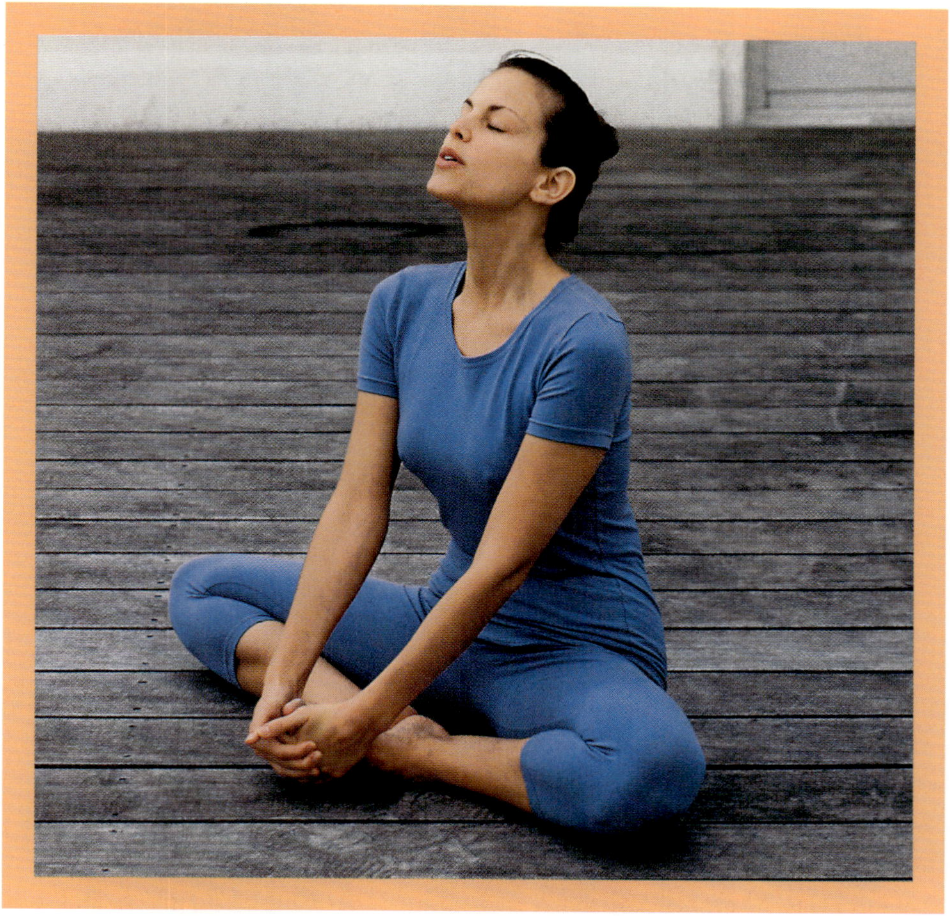

Beim Einatmen wird „Sat“ und beim Ausatmen „Nam“ gedacht (das a wird dabei jeweils sehr lang gezogen). Yoga-Anhänger sind überzeugt: Wer regelmäßig übt, am besten morgens gleich nach dem Aufstehen und abends vorm Schlafengehen, stimuliert den Energiefluß im Körper. Man fühlt sich fit und gegen Krankheiten geschützt. Yoga-Kurse werden von Sportvereinen, Fitness-Studios und speziellen Yoga-Zentren angeboten. Es gibt zwar auch Bücher, die entsprechende Anleitungen geben. Experten raten aber auf jeden Fall, zunächst einen Kursus zu machen und sich die Grundübungen genau erklären zu lassen. Es geht übrigens nicht darum, die Übungen so perfekt zu machen wie auf den Fotos in den Büchern!

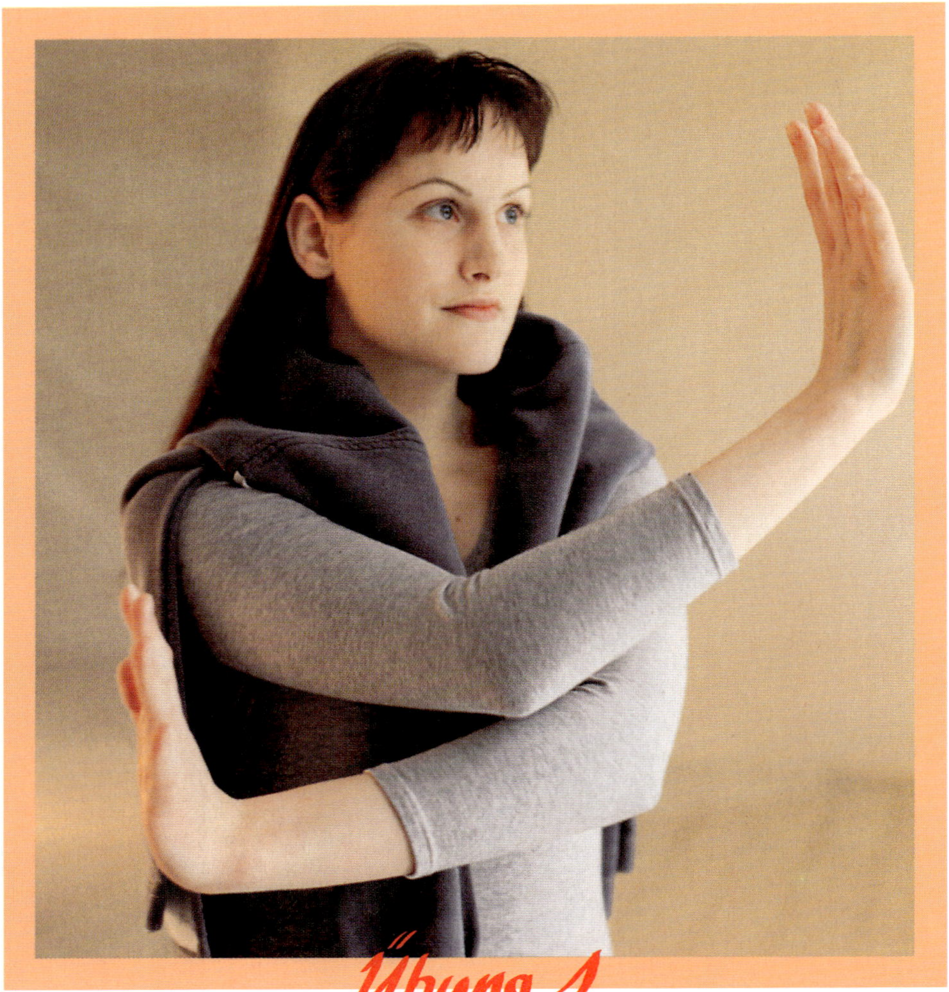

Übung 1

YOGA-GYMNASTIK: Mit diesen drei Übungen können Sie nichts falsch machen. Es ist nämlich noch kein Yoga im eigentlichen Sinne, sondern vielmehr eine Gymnastik, die Dekolleté und Oberarme strafft.

ÜBUNG 1 Mit leicht gebeugten Beinen gerade hinstellen, Bauch anspannen und die Schultern locker lassen. Kreuzen Sie die Arme, und richten Sie die Hände kraftvoll auf – wie eine Tempeltänzerin. Stellen Sie sich jetzt vor, Sie würden mit den Handballen etwas Schweres wegschieben. Dabei

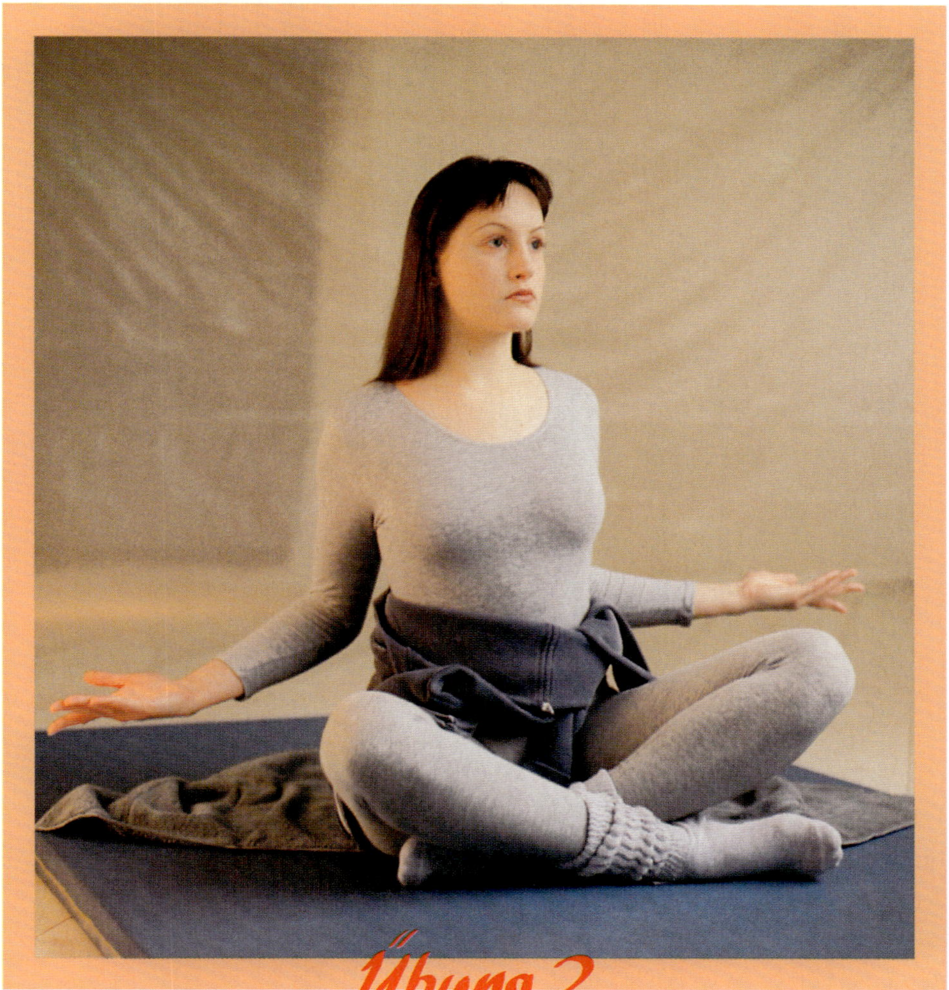

Übung 2

kreuzen sich die Ellenbogen. Dann die Spannung lösen und wieder rein in die Anspannung.
3mal 10 bis 15 Wiederholungen. Zwischendurch ausschütteln. Nun die Arme andersherum kreuzen und das Ganze wiederholen.

ÜBUNG 2 Die Ellenbogen dicht an den Körper legen und die Hände wieder anspannen. Nun die Unterarme so weit wie möglich nach hinten schieben. Die Spannung etwas lösen und die Arme wieder zurücknehmen.
3mal 10 bis 15 Wiederholungen.

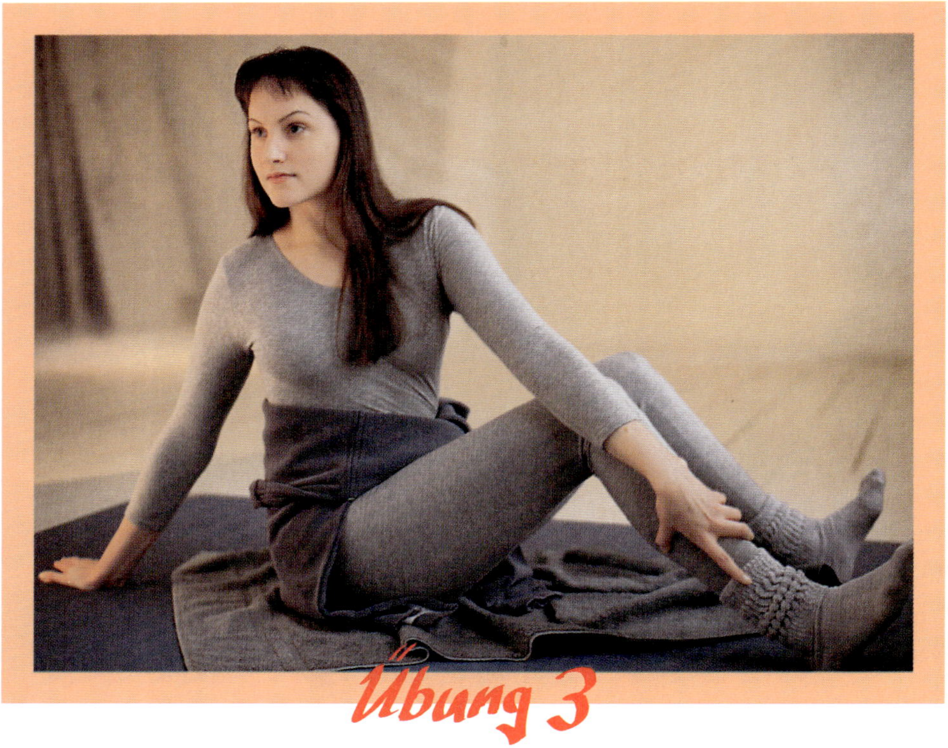

ÜBUNG 3 Setzen Sie sich locker hin, und stellen Sie die Fersen auf. Jetzt machen Sie den Rücken gerade, spannen den Bauch an und drehen den Oberkörper so weit wie möglich zur Seite. Die Dehnung etwa 20 Sekunden lang halten und dann die Seite wechseln. 2mal.

Beweglich werden im Zeitlupentempo

Es sieht aus wie eine Gymnastik, die ganz langsam abläuft – ist aber eine Mischung aus Meditation und Selbstverteidigung.

„Geschmeidig wie ein Kind, gesund wie ein Holzfäller und gelassen wie ein Weiser", so beschreibt ein chinesisches Sprichwort die Ziele des Tai Chi. Die uralte Kampfsportart wird bei uns als „Schattenboxen" bezeichnet, obwohl die fließenden Bewegungen mit unserer Vorstellung vom Boxen überhaupt nichts zu tun haben. Im Tai-Chi ist jede Bewegung Entspannung, jeder Atemzug Meditation. Jede Körperveränderung wird ganz bewußt ausgeführt und erfahren. Die ganze Konzentration richtet sich auf den eigenen Körper, bis Sie allmählich ein Gefühl für sich selbst bekommen, das auch nach dem Üben bleibt.
Chinesische Ärzte empfehlen Tai-Chi aber nicht nur zur Entspannung, sondern auch bei Herz-Kreislauf-Problemen, Rückenverspannungen und Schmerzen in den Kniegelenken. Tai-Chi ist allerdings keine schnell wirkende Pille, die heilende Wirkung stellt sich erst nach ungefähr einem Jahr ein. Anfänger springen deshalb oft ab, weil sie nicht die Geduld haben, immer dieselben Bewegungsabläufe zu üben: Etwa 40 Übungen werden abschnittsweise trainiert, bis man sie ganz automatisch wie einen Film abspulen kann.
Tai-Chi können Sie in Tai-Chi-Zentren lernen. Verabreden Sie mindestens eine Probestunde, bevor Sie sich endgültig für einen Kurs anmelden. Es ist wichtig, daß Sie mit dem Lehrer und seinen Methoden klarkommen. Auch Volkshochschulen und Sportvereine bieten mittlerweile Tai-Chi an – meist preisgünstiger. Seit kurzem werden ebenfalls Kurse zu den „Acht Brokaten" (siehe Seite 80) angeboten, den acht Grundübungen des Tai-Chi. Und noch ein Tip: Erkundigen Sie sich mal bei Ihrer Krankenkasse! Einige Kassen übernehmen mittlerweile ganz oder teilweise die Kosten für Tai-Chi-Kurse.

Kampfkunst aus Japan

Mit dieser Kampfkunst aus Japan können wir Frauen auf spielerische Weise lernen, was uns oft schwerfällt: offensiv zu sein.

Entwickelt hat sich Aikido aus Kampf- und Atemübungen buddhistischer Mönche. „Ai“ ist das japanische Wort für Harmonie, „Ki“ heißt Lebensenergie (und entspricht dem chinesischen Chi) und „Do“ bedeutet Weg. Im Vordergrund steht das Nachgeben: Der Angriff eines Gegners wird angenommen und so umgelenkt, daß der Angreifer auf dem Boden landet. Es geht nicht ums Gewinnen, sondern um die harmonische Bewegung beider Partner. Wettkämpfe gibt es daher nicht. Je dynamischer der Angriff, desto schwungvoller ist auch die Abwehr. Gefordert sind vor allem Körperbeherrschung und Wachsamkeit, um schnell reagieren zu können. Man lernt bestimmte Grundübungen und versucht dann, diese immer wieder neu mit unterschiedlichen Trainingspartnern in Einklang zu bringen. Es kämpfen dabei Schwache mit Starken, Anfänger mit Profis, Kleine mit Großen. Bald können Sie sensibel auf die Aktionen der anderen eingehen und die Kraft der Partner für sich selbst nutzen. Anfänger/innen lernen zunächst Grundschritte und das richtige Fallen, die Techniken des Abrollens. Trainiert wird immer barfuß, auf einem Boden voller weicher Matten (Tatami) im Do Jo (Übungsraum).

Für die ersten Stunden reicht bequeme, weite Kleidung. Wer regelmäßig trainiert, trägt einen weißen Baumwollanzug (wie beim Judo), Fortgeschrittene haben schwarze, weite Gehröcke an.

Kurse werden von etwa 25 professionellen Schulen in Deutschland angeboten, die dem Bundesverband Ai Ki Do in Deutschland angeschlossen sind. Sie zahlen in der Regel einen

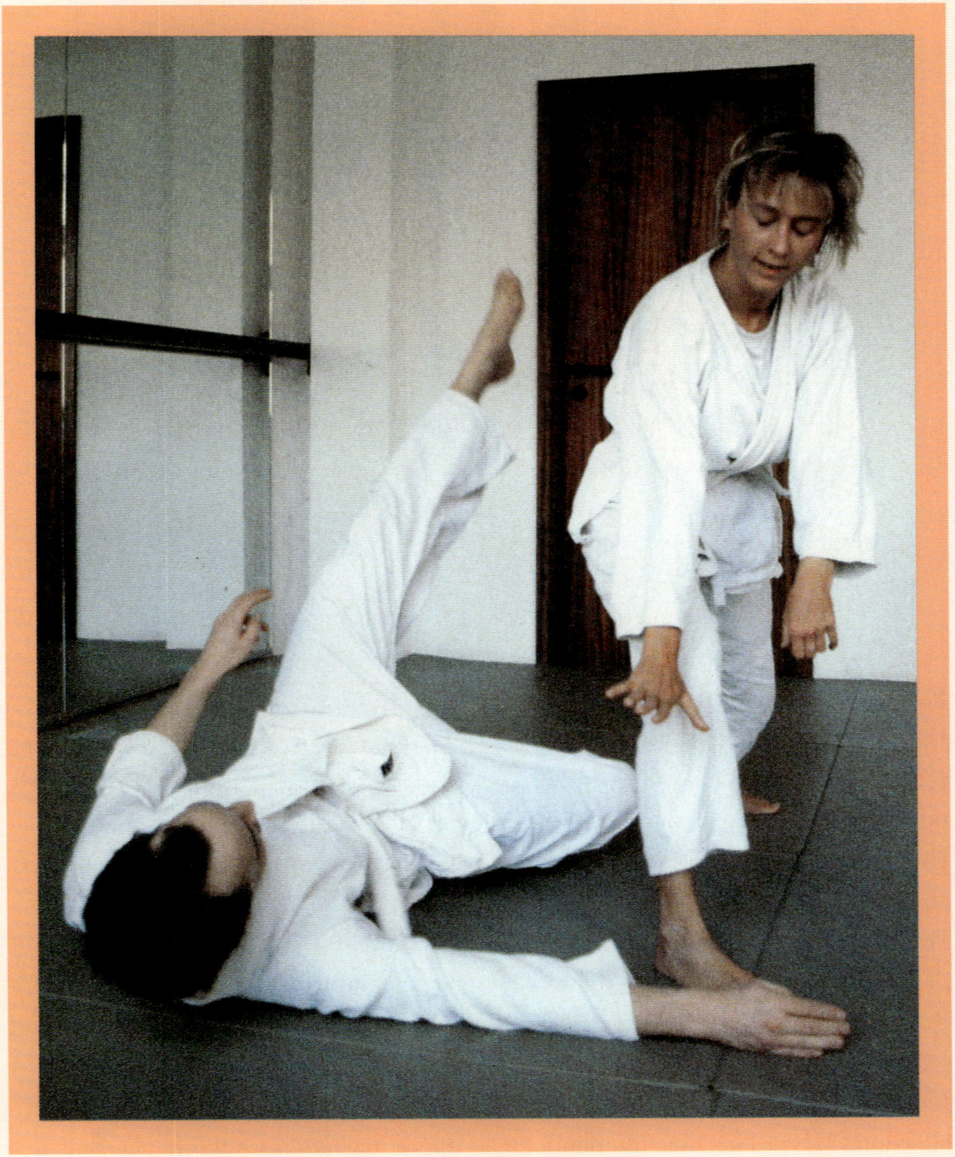

monatlichen Beitrag und können dann so oft am Training teilnehmen, wie Sie wollen. Zusätzlich werden manchmal Wochenend-Lehrgänge oder Workshops angeboten, in denen „Meister“ aus der ganzen Welt ihren persönlichen Stil vorstellen.

Jungbrunnen aus dem Himalaya

Tibetanische Mönche sollen sie im Himalaya entwickelt haben: fünf Übungen, die um Jahre jünger machen sollen, weil sie positiv auf den gesamten Stoffwechsel wirken.

Es klingt schon verführerisch: Etwa zwanzig Minuten pro Tag sollen reichen, um das Älterwerden um 20 oder sogar 40 Jahre zurückzudrehen. Fakten, Phantasie oder eine Mischung aus beidem – das läßt das Buch von Peter Kelder offen, in dem die fünf „Tibeter" vorstellt werden (siehe Buchtips auf S. 142–143). Viele Menschen, die das tibetanische Programm regelmäßig abspulen, fühlen sich allerdings tatsächlich anschließend frisch und fit. Probieren Sie es aus, nach etwa einem Monat sollten Sie erste Veränderungen feststellen!

Die Übungen sollen von Lamas, tibetanischen Mönchen, in einem abgelegenen Kloster im Himalaya entwickelt worden sein. Es handelt sich dabei nicht um gymnastische Übungen im eigentlichen Sinne, sie werden vielmehr als Riten bezeichnet. Aufgeschrieben wurden sie in den 30er Jahren, dann lange Zeit vergessen und jetzt wieder neu entdeckt. Es wird, wie beim Yoga, mit den sieben Energiezentren, den Chakren, gearbeitet, die den gesamten Stoffwechsel beeinflussen. Empfohlen wird gleichzeitig eine Art Trennkost: Kohlenhydrate und Eiweiß sollten nicht zusammen gegessen werden – also zum Beispiel Fleisch und Kartoffeln nicht in einer Mahlzeit (eine Ernährung, die Wissenschaftler heute allerdings als überholt ablehnen).

Falls Sie Rückenprobleme haben, sollten Sie die Übungen nur so lange machen, wie es angenehm und schmerzfrei ist. (Im Buch und in manchen Kursen werden dazu Tips gegeben.)

Und auf Folgendes sollten Sie zusätzlich achten:
1. Tibeter: Drehen Sie sich nicht im Bereich der Lendenwirbel. Stabilisieren Sie sich, indem Sie die Beine leicht beugen und den Bauch anspannen.

2. Tibeter: Kein Hohlkreuz machen. Es hilft, wenn Sie Ihre Hände unter den Po legen und die Beine am Anfang nicht so weit nach vorne ausstrecken. Dehnen Sie den Nacken nicht so stark, und hören Sie auf, wenn die Übung Sie zu sehr anstrengt.

3. Tibeter: Legen Sie sich eine weiche Decke unter die Knie. Beugen Sie sich sehr vorsichtig und nicht zu weit nach hinten. Lassen Sie das Armkreisen eventuell weg.

4. Tibeter: Beugen Sie die Arme leicht, und nehmen Sie den Kopf nicht zu weit nach hinten.

5. Tibeter: Wenn Sie die Beine strecken, sollten sie leicht gebeugt bleiben. Ziehen Sie die Schulterblätter zusammen, sonst bringt es nichts für den oberen Rücken.

Wer „Die fünf Tibeter“ ausprobieren möchte, sollte sich an erfahrene Yogalehrer wenden. Auch Fitness-Studios und Sportvereine bieten inzwischen entsprechende Kurse an.

3. Kapitel

Muskel-Entspannung

Wer sehr konzentriert arbeitet, sich lange anstrengt oder die Haltung nicht immer wieder wechselt, verspannt sich. Das kann bei einer langen Autofahrt genauso passieren wie bei einem unangenehmen Gespräch, in Streßsituationen oder bei regelmäßiger Arbeit am Computer ohne ausreichende Pausen. Hier finden Sie Entspannungs-Techniken, mit denen es gelingt, die angespannten Partien (zum Beispiel Nacken-, Schultern- oder Bauch-Muskeln) wieder zu lockern und auch innerlich wieder ruhig zu werden, um abschalten und loslassen zu können. Über den Weg der Muskelentspannung (zum Beispiel mit dem Anti-Streß-Programm auf Seite 68) können sogar Menschen ihre Anspannung loswerden, denen das mit anderen Methoden besonders schwer fällt.

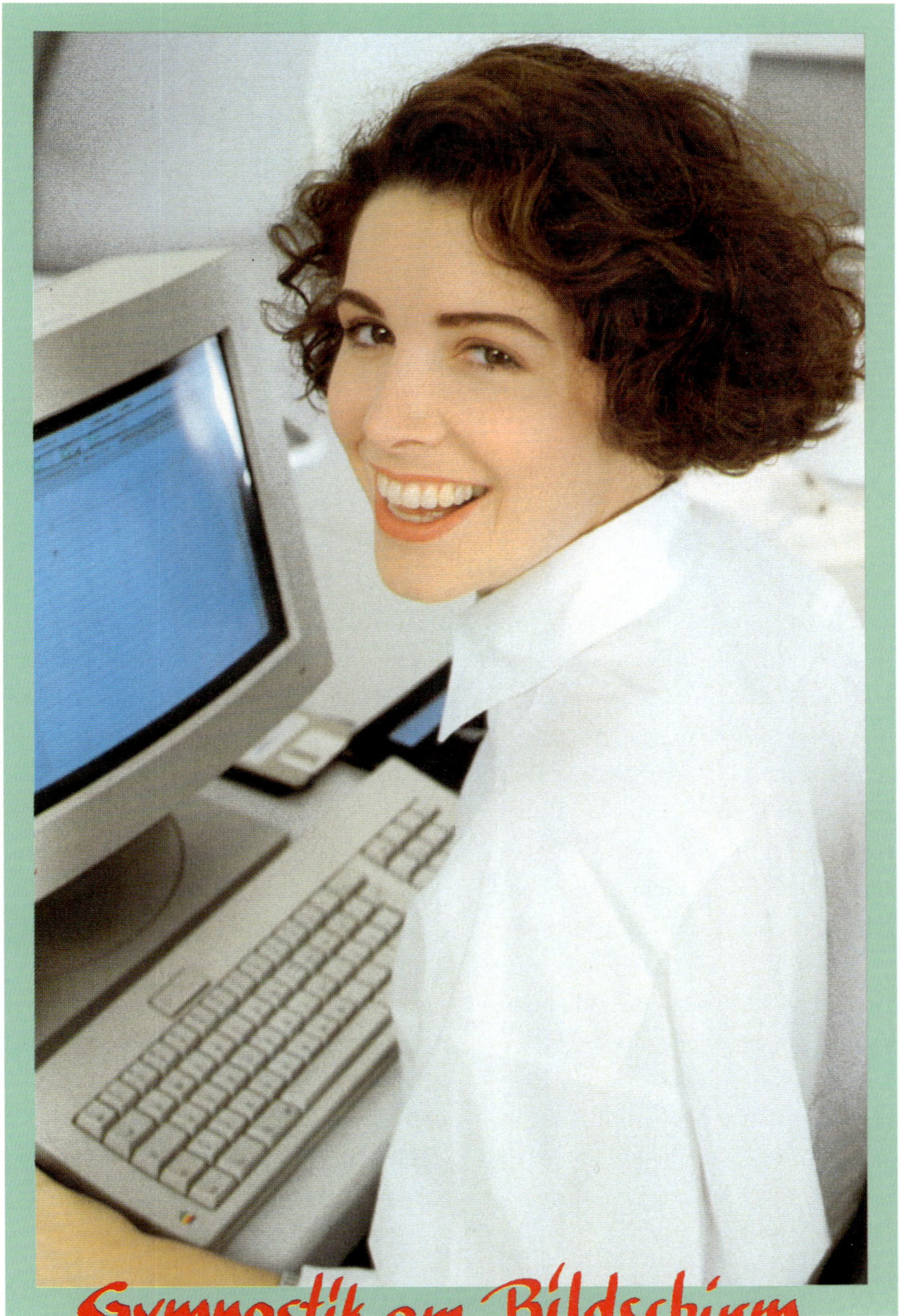

Gymnastik am Bildschirm

Für Augen, Schultern und Beine

Bekommen Sie Nackenschmerzen, wenn Sie lange am Computer sitzen? Oder brennen Ihnen die Augen? Mit diesen sechs Übungen können Sie sich selber helfen – direkt am Arbeitsplatz!

Wir harren oft stundenlang wie eingefroren vorm Bildschirm aus und ignorieren alle Ermüdungssignale, die uns unsere Muskeln senden. Sind wir sehr konzentriert, kriechen wir förmlich in den Computer hinein. Dabei belastet das Sitzen unsere Wirbelsäule ohnehin viel mehr als Stehen oder Laufen: Die Haltemuskulatur verkrampft sich und verspannt.
Genau das kann auch der Augenmuskulatur passieren: Wenn wir stundenlang auf einen Fleck starren, klappt nach einer gewissen Zeit das Scharfstellen einfach nicht mehr. Und die Augen trocknen aus, weil wir zu selten blinzeln.

Außerdem können die Beine und Füße im Sitzen anschwellen, weil das Blut nicht mehr richtig zirkuliert. Für den Rücktransport aus den Beinen sorgen nämlich unsere Muskeln: Sie drücken es schubweise Richtung Herz, wenn wir uns bewegen. Machen Sie die folgenden einfachen Übungen, damit es zu all diesen Problemen gar nicht erst kommt!

ÜBUNGEN FÜR NACKEN UND RÜCKEN 1 Schwanenhals: Gerade hinsetzen und den Nacken ganz lang machen – als wollten Sie mit dem Hinterkopf etwas Schweres nach oben schieben. Loslassen und noch mal drücken.

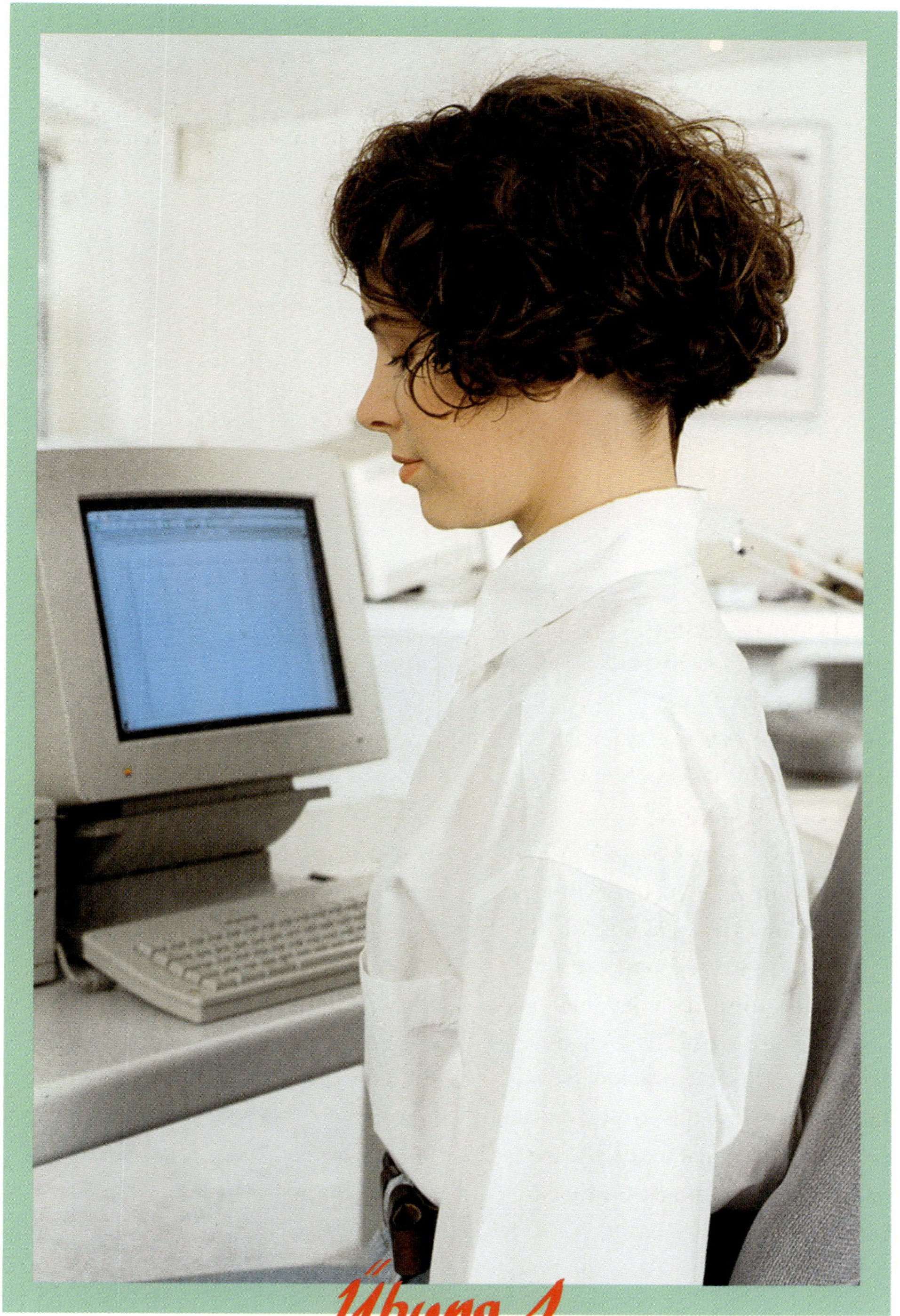

Übung 1

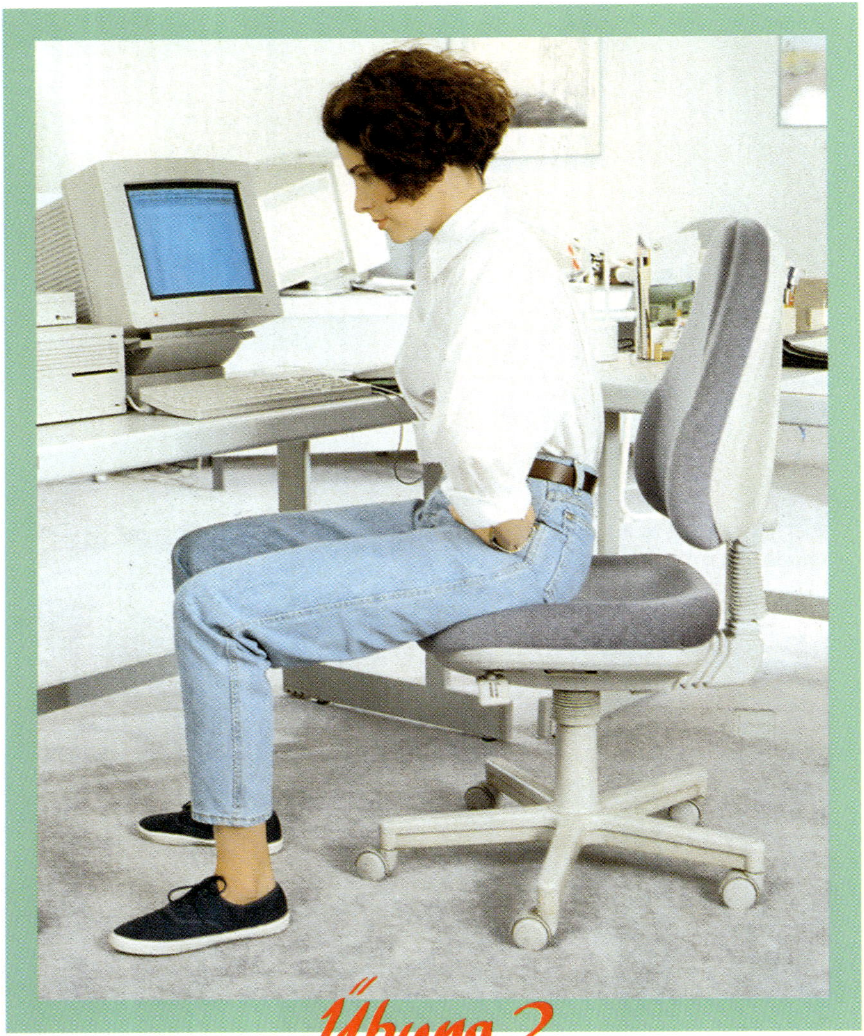

Übung 2

Übung 2 Katzenbuckel: Setzen Sie sich auf die Stuhlkante, und stemmen Sie die Hände in die Hüften. Kippen Sie jetzt das Becken nach vorn, bis Sie im Hohlkreuz sind. Der Kopf ist im Nacken. Dann die Schultern langsam nach vorn schieben (das Becken bewegt sich zurück) und einen runden Katzenbuckel machen. Den Kopf dabei locker lassen: Der bleibt beim Vor- und Zurückgehen ein schlappes Anhängsel.

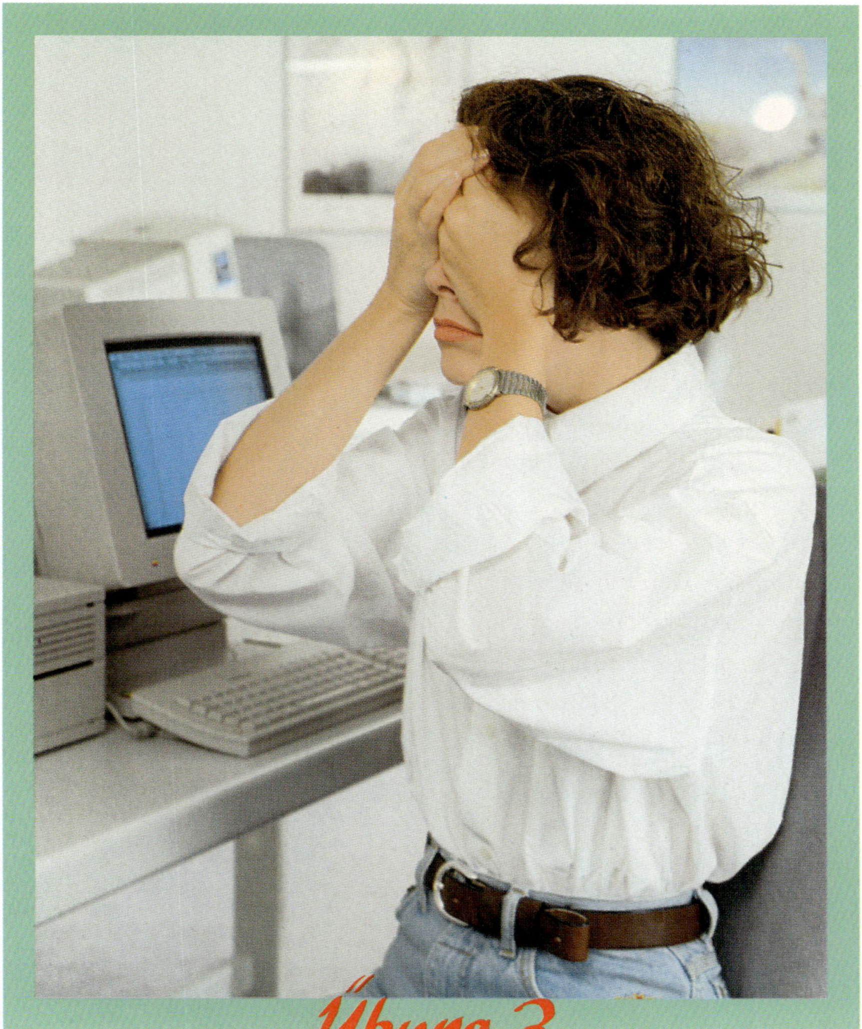

Übung 3

ÜBUNGEN FÜR DIE AUGEN

3 Lichtpause: Decken Sie die Augen mit den Handflächen ab (eventuell die Ellenbogen aufstützen). Dabei keinen Druck ausüben, nur ins Schwarze sehen. Noch mehr entspannt, wenn man sich gleichzeitig etwas Schönes vorstellt, zum Beispiel: Sie sitzen an einem warmen Sommertag an einem See und Sie sehen aufs ruhige Wasser (siehe dazu auch das Thema „Traumreise“ auf Seite 118). Malen Sie sich die Situation weiter aus, wie sie für Sie am angenehmsten ist.

Übung 4 Augenralley (ohne Foto): Suchen Sie sich fünf bis acht Gegenstände auf Ihrem Schreibtisch, die unterschiedlich weit weg stehen. Sehen Sie jeden dieser Gegenstände nacheinander in einer festen Reihenfolge genau an. Zum Beispiel: Telefon, Kaffeebecher, Bildschirm, Tastatur, Kalender. Vom Kalender dann wieder aufs Telefon gucken und von vorn anfangen. Das Tempo allmählich ein bißchen steigern.

Übungen für die Beine

5 Beinpumpe: Setzen Sie sich auf die vordere Stuhlkante, bis Sie die Beine gerade nach vorn ausstrecken können. Jetzt die Fußspitzen einfach auf und ab bewegen.

Übung 6 Fußkreisen (ohne Foto): Langsam die Fußspitzen gegeneinander kreisen lassen. Erst nach außen, dann nach innen.

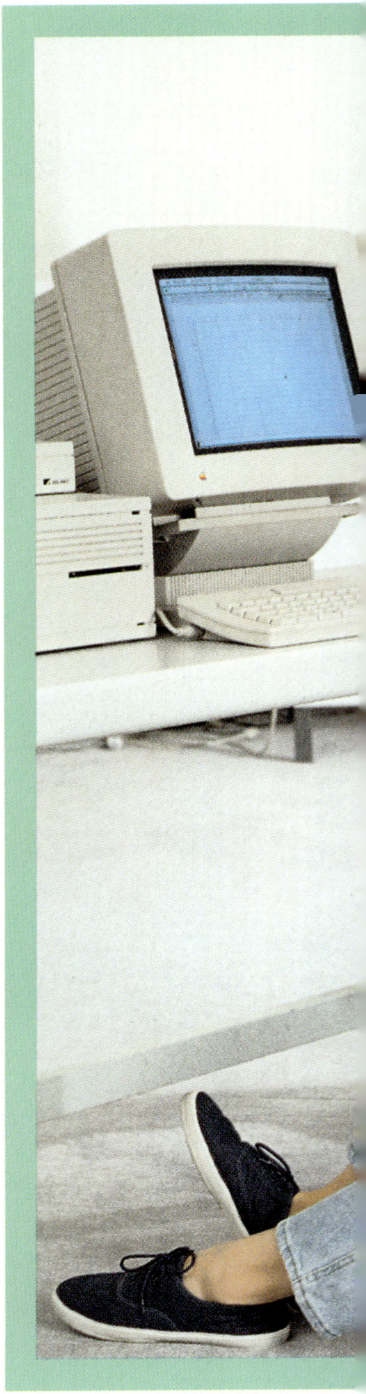

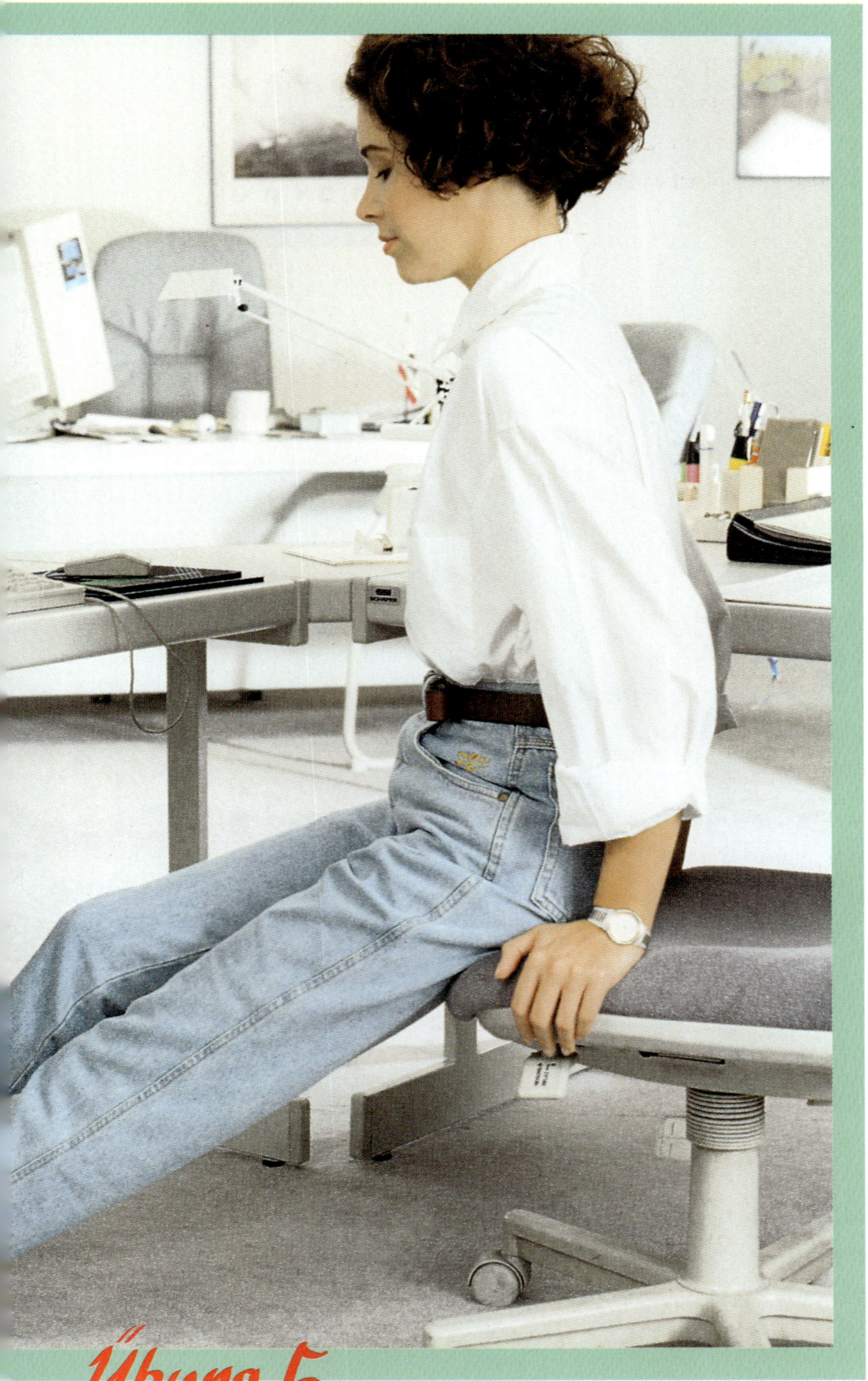

Übung 5

Anti-Streß-Programm mit Erfolgsgarantie

Sogar wenn es Ihnen eigentlich schwerfällt abzuschalten, können Sie mit dieser Entspannungsmethode auch in der größten Hektik ruhig werden!

Wenn wir gestreßt sind, verkrampfen sich unsere Muskeln. Der Wissenschaftler Edmund Jacobsen entdeckte schon 1934: Wer es schafft, die Muskeln zu lockern, kommt auch psychisch wieder ins Gleichgewicht. Jacobsen entwickelte dafür die Progressive Muskelrelaxation (PM), bei der die Muskeln rhythmisch an- und entspannt werden: Wer regelmäßig übt, reagiert auch in angespannten Situationen gelassener, kann sich besser konzentrieren und daraus neue Energie schöpfen am Arbeitsplatz oder zu Hause. Kliniken setzen PM heute zum Beispiel ein, um den Blutdruck zu senken.
Wenn Sie die Technik von Grund auf lernen wollen, können Sie das in speziellen Kursen tun (an der Volkshochschule, im Sportverein) oder auch aus Büchern. Hier ist eine Übung, die Ihnen einen ersten Eindruck von PM vermittelt und die sich gut im Büro machen läßt.

ÜBUNG: Setzen Sie sich locker auf einen Stuhl ohne Lehnen. Strecken Sie die Beine lang aus, und lassen Sie die Arme schlaff hängen. Drücken Sie die Fersen gegen den Boden, und ziehen Sie die Zehen soweit es geht nach oben. Spannen Sie dabei auch bewußt Waden und Oberschenkel an. Halten Sie die Spannung für etwa 10 Sekunden. Dann loslassen. Strecken und räkeln Sie sich im Sitzen. Spannen Sie die Pomuskeln fest an. Für 10 Sekunden halten, dann locker lassen. Ballen Sie die Hände zu Fäusten, und führen Sie die Arme seitlich nach unten. Strecken Sie die Arme, und drehen Sie sie nach außen, die Handrücken zeigen nach innen zum Körper. Versuchen Sie, die Schulterblätter hinten zusammenzuziehen. 10 Sekunden halten, dann entspannen. Kneifen Sie 10 Sekunden die Gesichtsmuskeln (Augen, Nase, Mund) zusammen, so fest Sie können. Loslassen. Zum Schluß strecken, dehnen und räkeln Sie sich.

Bringt Körper und Psyche ins Gleichgewicht

Stehen, sitzen, liegen – das machen wir automatisch. Aber falsch! Der Körpertherapeut Moshé Feldenkrais hat eine Methode entwickelt, mit der wir durch richtige Bewegungen Verspannungen und sogar Ängste abbauen können.

Kleinkinder bewegen sich noch ganz natürlich. Beobachten Sie mal, wie sie sich bücken: Locker gehen sie in die Knie, ohne die Wirbelsäule zu verbiegen. Im Laufe des Lebens verlieren wir viel von der Leichtigkeit unserer Bewegungen. Einseitige körperliche Belastungen und auch psychische Konflikte führen zu Verspannungen und bringen unsere Muskeln, Gelenke und oftmals auch die Seele aus dem Gleichgewicht. Diese Erkenntnis war nach einer eigenen Krankheit Grundlage für die Bewegungslehre des (Atomwissenschaftlers) Moshé Feldenkrais (1904–1984), mit der auch in der Krankengymnastik gearbeitet wird. Feldenkrais will, daß wir uns unsere alltäglichen Bewegungen wieder bewußt machen und uns dabei – ganz bewußt – entspannen. Voraussetzung dafür ist, daß wir Fehlhaltungen erkennen und uns klarmachen, daß jeder Verspannung eine falsche Bewegung vorausgegangen ist.

Für Feldenkrais sind richtige Bewegungsabläufe gleichbedeutend mit einer besseren Lebensqualität. Wer sich harmonisch bewegt, soll lebendiger denken und handeln können. Beim Feldenkrais-Training wird, zunächst vorwiegend im Liegen, dann auch im Sitzen und Stehen, der gesamte Körper durch sich wiederholende Bewegungsübungen sanft gelockert. Das Körperbewußtsein wird geweckt: Wenn wir den Arm bewegen, reagiert gleichzeitig die Schulter, der Oberkörper, wir spüren die Bewegung in den Hüften und den Beinen – bis hin zu den Fußspitzen. Und wir merken, daß sich falsche Bewegungsmuster über Jahre eingeschliffen haben. Aber die können wir unter Anleitung eines „Feldenkrais-Therapeuten" wieder verlernen. Angeboten werden Einzel- und Gruppentherapien (auch in Sportvereinen), die bei Rückenleiden von den Krankenkassen finanziert oder bezuschußt werden.

Wenn die Schultern weh tun

Diese vier Dehnungsübungen entspannen die Muskeln und helfen auch bei Kopfschmerzen.

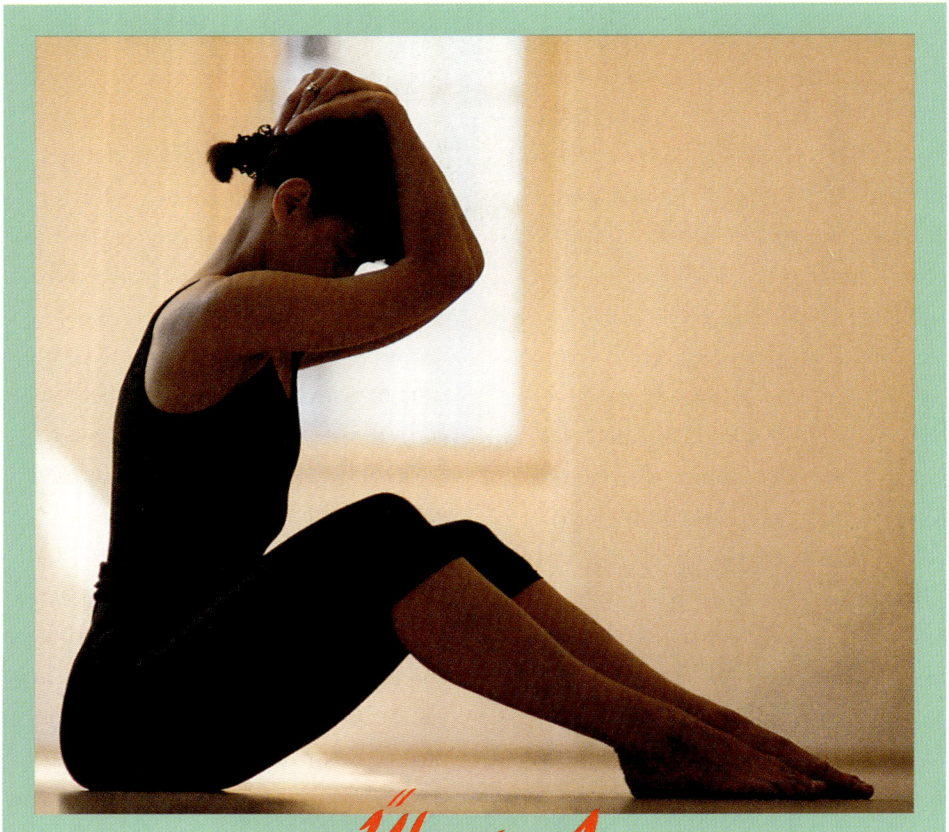

Übung 1

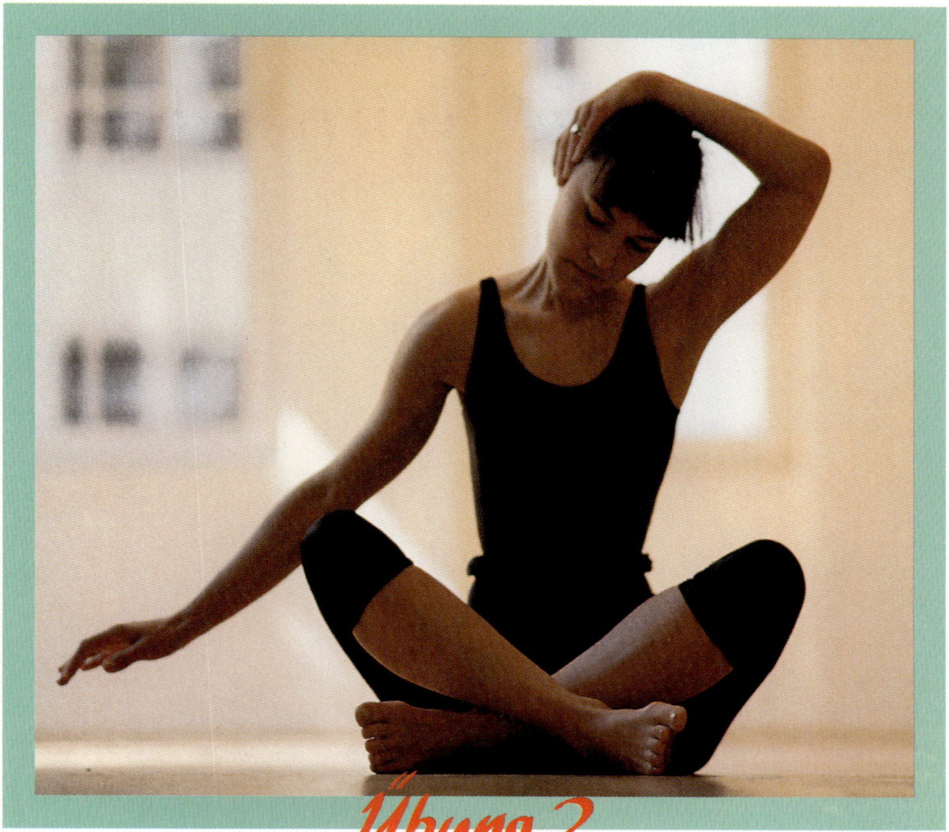

Übung 2

ÜBUNG 1 Setzen Sie sich bequem hin, und achten Sie darauf, daß Ihr Rücken bei der Übung ganz gerade ist. Legen Sie nun die Hände übereinander von oben auf den Hinterkopf, die Ellenbogen zeigen nach vorn. Jetzt den Kopf beim Ausatmen (!) sanft nach unten ziehen. Die Schultern sind entspannt. Atmen Sie regelmäßig weiter, und lassen Sie das Gewicht der Arme 10 bis 20 Sekunden lang wirken. Spüren Sie die Dehnung im Nacken und zwischen den Schulterblättern? Heben Sie nun den Kopf langsam an. Arme fallen lassen und die Übung einmal wiederholen.

ÜBUNG 2 Setzen Sie sich kerzengerade in den Schneidersitz, und neigen Sie zunächst das linke Ohr zur Schulter. Achten sie darauf, daß Sie dabei wirklich nur den Kopf bewegen und nicht den Oberkörper. Legen Sie nun die linke Hand von oben über den

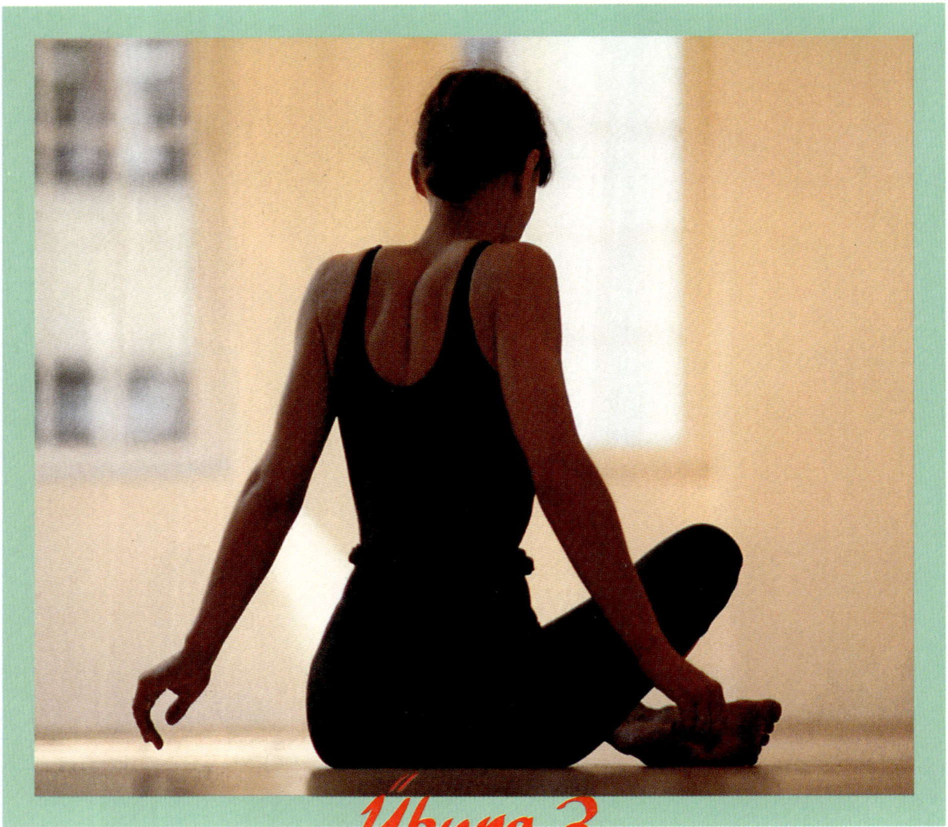

Übung 3

Kopf ans rechte Ohr, und drücken sie beim Ausatmen die linke Schulter runter. 10 bis 15 Sekunden lang in dieser Haltung bleiben und dabei weiteratmen. Sie spüren die Dehnung jetzt in der rechten Hals-Schulter-Partie. Langsam in die Ausgangsposition zurückkommen, kurz entspannen und die Übung mit dem rechten Arm machen. 2mal.

ÜBUNG 3 Sie sitzen wieder aufrecht und schließen die Augen. Lassen Sie beide Schultern gleichzeitig betont langsam kreisen. Viermal nach vorn, viermal nach hinten und dann alles noch einmal. Diese Übung können Sie so oft wiederholen, wie sie Ihnen guttut. Um die Schultern am Arbeitsplatz zwischendurch mal schnell zu lockern, reicht oft schon ein einziger Kreis nach hinten.

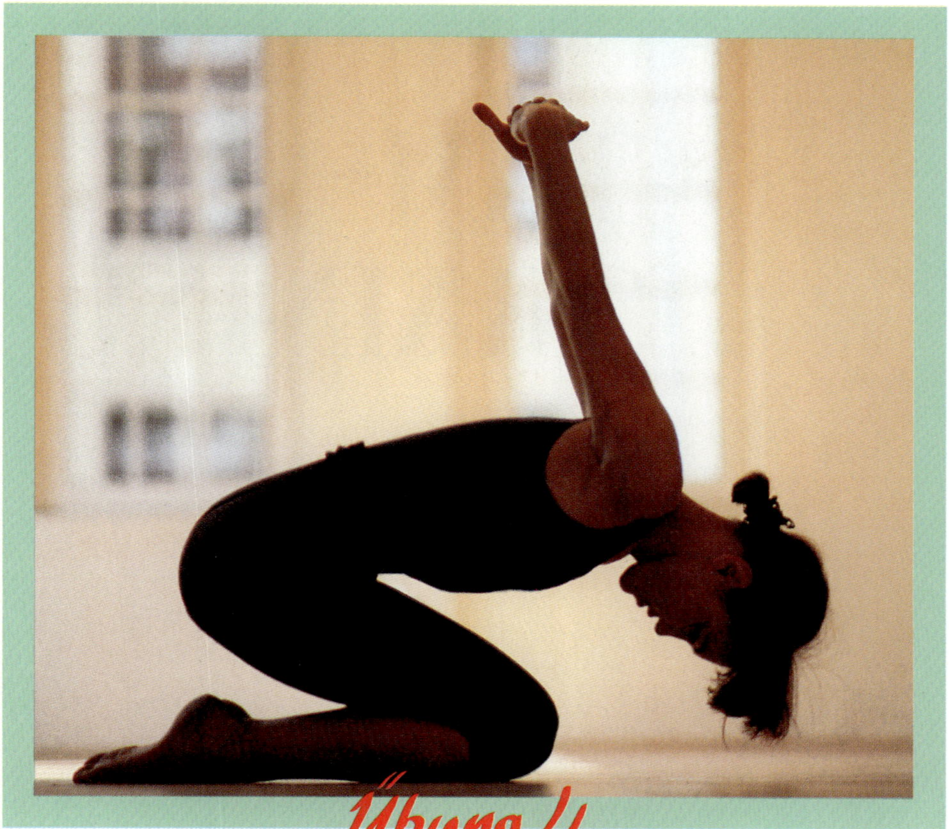

Übung 4

ÜBUNG 4 Hinknien und auf die Füße setzen. Falten Sie die Hände hinter dem Körper, und strecken Sie langsam die Arme durch. Jetzt beim Ausatmen den Kopf locker zum Boden senken und die Arme gleichzeitig hochheben – so weit es geht, ohne weh zu tun. Bleiben Sie 10 bis 20 Sekunden lang in dieser Position, und atmen Sie dabei tief in den Bauch hinein. Beim Einatmen wieder aufrichten und die Übung einmal wiederholen. Sie spüren eine Dehnung in den Schultern, Armen und Brustmuskeln. Achten Sie darauf, daß Ihr Nacken die ganze Zeit entspannt bleibt und der Kopf locker herunterhängt.

4. Kapitel

Atem-Training

Normalerweise kümmern wir uns nicht um unseren Atem. Wir holen irgendwie Luft – meistens nicht tief und gleichmäßig, sondern flach und hektisch. Dabei ist Atmen eigentlich viel mehr als nur Luftholen. Tiefe Bauchatmung beruhigt unsere Nerven, und wir bekommen (durch den kräftigen Sauerstoffschub) gleichzeitig neue Energie. Wenn auch Sie zu den kurzatmigen Menschen gehören – es gibt die verschiedensten Methoden, das richtige Atmen wieder zu lernen: Entweder Sie machen Atemübungen im Sitzen, oder Sie lernen Atemtechnik in der Bewegung – mit einem speziellen Körpertraining.

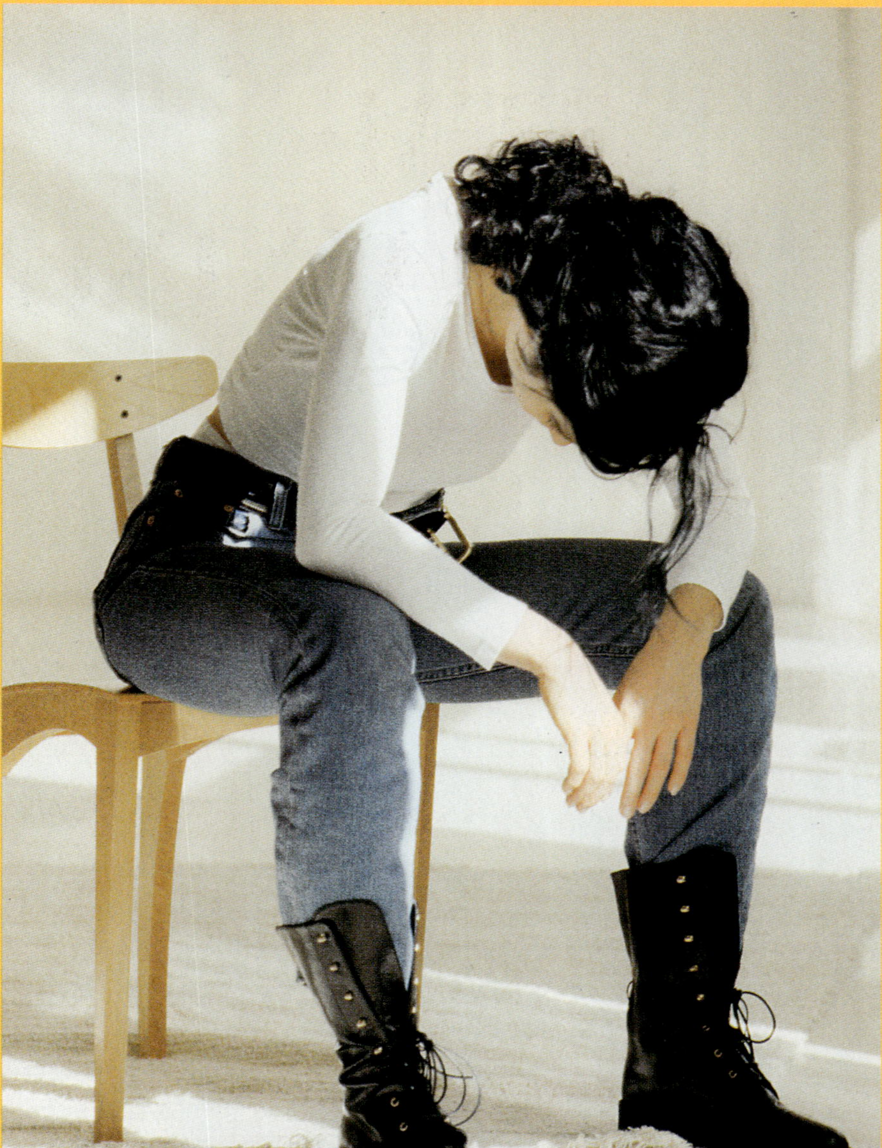

Atemtherapie

Atmen als Selbst-erfahrung

Durch einfache Körper- und Stimmübungen den ganz persönlichen Atemrhythmus wiederfinden und mit sich und seiner Umwelt ins reine kommen – das ist das Ziel der Atemtherapie von Ilse Middendorf.

Von den Atemtherapien, die bei uns in Deutschland angeboten werden, gehört die von Dr. Ilse Middendorf zu den bekanntesten. Sie entwickelte ihre Methode vor mehr als 20 Jahren in Berlin. Den Atemtherapeuten, die an ihrem „Institut für Atemtherapie und Atemunterricht" und auch im Middendorf-Institut in Beerfelden im Odenwald ausgebildet werden, geht es nicht nur um eine Atemtechnik. Es geht vielmehr darum, den eigenen Atemrhythmus wieder bewußt zu erfahren und dadurch Körper und Psyche mit sich und der Umwelt in Einklang zu bringen.

Unser Atemrhythmus richtet sich nach unserem ganz persönlichen Lebensrhythmus. Je nachdem in welchem Rhythmus wir uns bewegen, bewegt und verändert sich auch der Atem. Man sollte sich also nicht zwingen, „richtig" zu atmen, sondern erstmal das Gefühl für das Ein- und Ausströmen der Luft wiederentdecken. Nach und nach lernt man dann, seinen eigenen „gesunden", ausgeglichenen Atemrhythmus zu entwickeln. Dabei gibt ein Middendorf-Therapeut Hilfestellungen durch Übungen, die das natürliche Durchatmen fördern.

Das sind unter anderem Stimmübungen, aber auch Pendel-, Dehnungs- und Haltungsübungen. Zum Beispiel das „Strecken und Räkeln“: Beim Dehnen atmen wir automatisch tief ein, und wenn wir die Spannung loslassen, fließt der ganze Atem raus. Und beim „Kutschersitz“ (siehe Foto Seite 75) bewegt unser Atem den ganzen Rücken. Wir lassen nur den Kopf hängen und machen sonst gar nichts. Der Atem findet von ganz allein seinen Rhythmus.

Probieren Sie diese beiden Übungen doch mal aus, wenn Sie total gestreßt nach Hause kommen. Denn gerade im Streß halten Sie oft ganz unbewußt die Luft an und beengen den Herzmuskel. Sie kommen viel zu schnell außer Atem. Durch das tiefe gleichmäßige Durchatmen transportieren Ihre Lungen soviel frischen Sauerstoff in den ganzen Körper, daß Sie sich schnell regenerieren und wieder fit werden.

Aber auch gegen Muskelverspannungen (besonders im Rücken) hilft die Middendorf-Methode. Denn die Atemarbeit verbessert die Körperhaltung, alle Bewegungen im Alltag werden ökonomischer, und Sie schonen die Gelenke.

Kein Wunder also, daß die Atemtherapie von immer mehr Körpertherapeuten eingesetzt wird. Aber auch Logopäden nutzen sie, um ihren Klienten bei Stimm- und Sprachproblemen zu helfen. Wenn Sie sich für Atemtherapie nach Ilse Middendorf interessieren: Weitere Informationen gibt Ihnen das „Institut für Atemtherapie und Atemunterricht“, Viktoria-Luise-Platz 9, 10777 Berlin. Dort können Sie auch erfahren, welche Therapeuten in Ihrer Nähe nach der Middendorf-Methode arbeiten. Es werden sowohl Gruppen- als auch Einzeltherapien angeboten. Wenn Ihnen ein Arzt die Therapie verordnet, übernimmt die Krankenkasse die Kosten. Ansonsten müssen Sie mit 70 bis 120 Mark pro Einzelsitzung (45 Minuten) rechnen. Gruppenstunden kosten etwa 15 Mark.

Tief Luft holen und entspannen

Mit diesen beiden Übungen lernen Sie, bewußt in den Bauch zu atmen. Wenn Sie eine Weile geübt haben, können Sie die Bauchatmung jederzeit in Streßsituationen einsetzen, um sofort ruhiger zu werden.

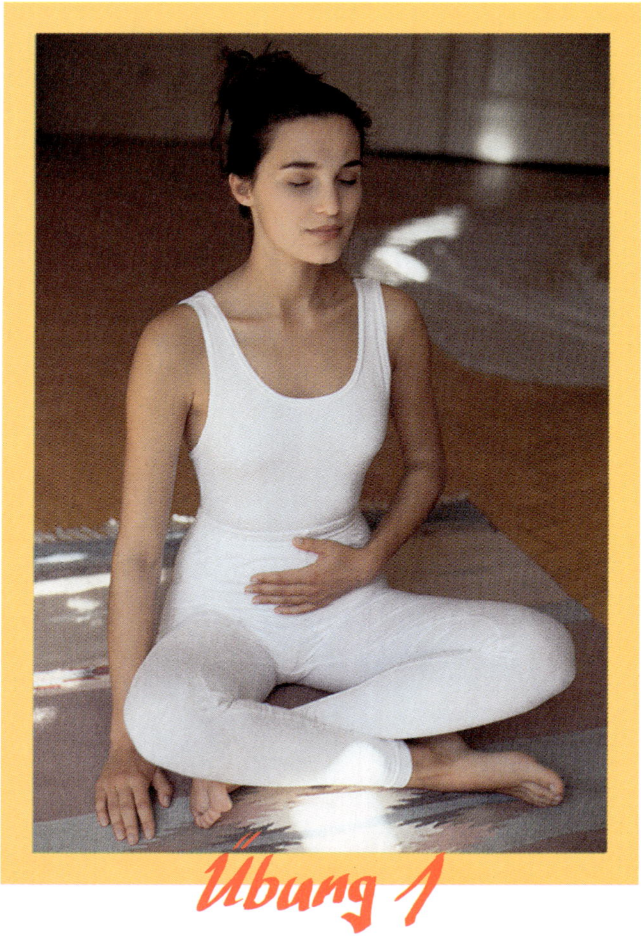

Übung 1

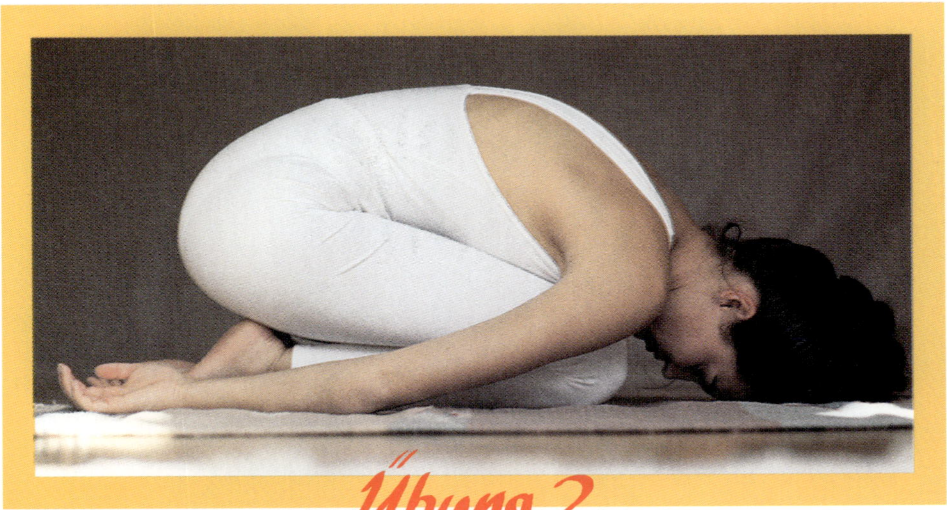

Übung 2

ÜBUNG 1 Setzen Sie sich bequem in den Schneidersitz, und legen Sie eine Hand auf den Bauch. Die Schultern sind entspannt. Atmen Sie ganz ruhig, lassen Sie die Luft durch Ihren Körper ziehen. Ziel der Übung ist es, den Atem bewußt zu spüren, versuchen Sie nicht, ihn zu beeinflussen. Legen Sie nun beide Hände auf die Brust, die Fingerspitzen berühren sich nicht. Beobachten Sie, ob sich der Brustkorb beim Ein- und Ausatmen hebt und senkt.

Rutschen Sie mit den Händen tiefer zum Rippenbogen. Wie atmen Sie jetzt? Ist die Atembewegung hier deutlicher zu spüren? Die Hände gleiten herunter zum Bauchnabel. Der Bauch hebt und senkt sich – Sie atmen ganz tief und gleichmäßig.

ÜBUNG 2 Gerolltes Blatt: Setzen Sie sich auf die Fersen. Lassen Sie Kopf und Schultern nach vorn hängen, ziehen Sie den Bauch ein, und rollen Sie sich langsam nach unten ein. Versuchen Sie, den Po auf den Füßen zu lassen, und legen Sie die Stirn auf den Boden. Die Arme liegen locker neben dem Körper. Atmen Sie tief und gleichmäßig.

Die Übung fördert die Atmung im unteren Bauch. Spüren Sie, wie Ihr Bauch beim Einatmen sanft gegen die Oberschenkel drückt und sich Ihr unterer Rücken nach oben dehnt? Lassen Sie sich Zeit. Ziehen Sie nun die Nasenspitze zwischen die Knie, und rollen Sie sich beim Einatmen mit rundem Rücken wieder in die Sitzposition zurück.

Fernöstliche Atemtechnik

Für uns sind sie neu, in China schon seit 2000 Jahren bewährt: „die acht Brokate". Diese Grundübungen aus dem Tai Chi sind gleichzeitig Atem- und Energieübungen und können auch von absoluten Anfänger/innen leicht gelernt werden. Eine davon stellen wir Ihnen hier vor.

Die Chinesen gehen davon aus, daß wir im Alltagsstreß so nach und nach unsere Lebensenergie verbrauchen. Wenn die „Batterie" auf Reserve läuft, gibt der Körper Alarmsignale. Das können Nackenverspannungen sein, Rückenschmerzen oder ganz schlicht Erschöpfung. Sobald wir diese Signale spüren, wird es höchste Zeit, die „Batterie" aufzuladen. Dabei helfen „die acht Brokate". Probieren Sie die folgende Übung aus, um festzustellen, ob die fernöstliche Atemtechnik für Sie geeignet ist.

Vorbereitung

Stellen Sie sich mit leicht gebeugten Beinen locker hin. Drücken Sie mit dem Zeigefinger etwa drei Fingerbreit unterhalb des Bauchnabels auf Ihren Bauch. Da liegt das „Energiezentrum"! Atmen Sie jetzt langsam ein, und nehmen Sie ganz bewußt wahr, wie die Luft durch Nase und Brustraum strömt. Der Mund ist geschlossen, die Lippen bleiben entspannt. Lenken Sie den Atem nun runter zum „Energiezentrum", und beobachten Sie, wie sich die Bauchdecke hebt und senkt.

Schon nach kurzer Zeit werden Sie merken, daß Sie viel tiefer durchatmen als bisher und auch schon mehr Energie haben.
Denn allein durch diese Atemtechnik steht dem Körper mehr Sauerstoff zur Verfügung. Und der wird nicht sofort wieder verbraucht, sondern bleibt als Kraftreserve erhalten. Sie sind bestens auf die eigentliche „Brokat"-Übung vorbereitet, die Sie mit noch mehr Sauerstoff versorgt und Ihren Kreislauf voll ankurbelt.

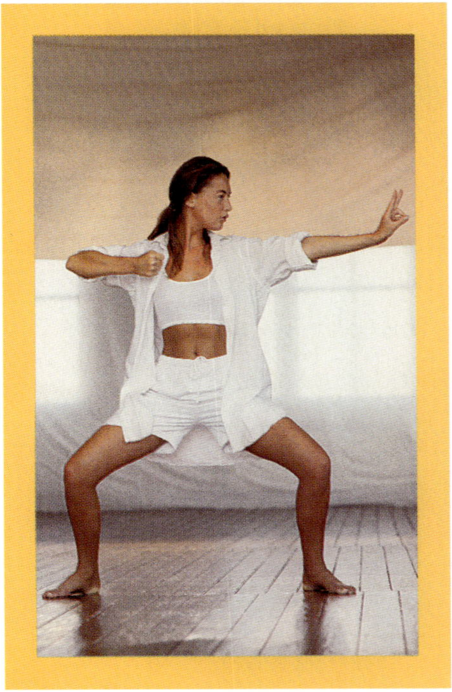

Übung „Den Bogen spannen und den Adler schießen" (siehe Foto unten): Stellen Sie sich breitbeinig hin, und gehen Sie mit geradem Rücken in die Knie. Die Knie zeigen über die Fußspitzen, die Arme hängen locker herunter. Beim Einatmen heben Sie wie in Zeitlupe die Arme in Brusthöhe – dabei schließen sich Ihre Hände zu einer Faust.
Beginnen Sie auszuatmen, und schieben Sie die linke Hand nach außen (nicht ganz durchstrecken), wobei Zeige- und Mittelfinger ein V formen. Folgen Sie dieser Bewegung mit den Augen, und drehen Sie auch den Kopf nach links. Der rechte Arm bleibt angewinkelt, wird aber ein wenig nach vorn bewegt – als ob Sie tatsächlich einen Bogen spannen würden. Jetzt beim Einatmen den gestreckten Arm vor den Körper zurückführen, wobei sich die Hand wieder zur lockeren Faust schließt. Folgen Sie auch dieser Bewegung mit den Augen. Und während Sie ausatmen, senken Sie die Arme wieder und öffnen allmählich die Hände. Sie stehen wieder in der Ausgangsposition und können die Übung zur rechten Seite machen. Wiederholen Sie die ganze Übung ruhig ein paarmal, damit Sie ein Gefühl für den Bewegungsablauf und die Atemtechnik bekommen.

5. Kapitel

Massage

Aus der Psychologie wissen wir: Schon kleine Streicheleinheiten – ganz sanfte Berührungen – bringen unsere Gefühle wieder in Einklang und beruhigen unser Nervensystem. Kein Wunder also, daß schon eine ganz einfache Streichmassage herrlich entspannend wirkt. Gezielte Massagegriffe dagegen helfen sofort gegen Muskelverspannungen und lindern Kopfschmerzen. Und mit Shiatsu – einer japanischen Druckpunktmassage – können Sie sogar Ihre Haut straffen.

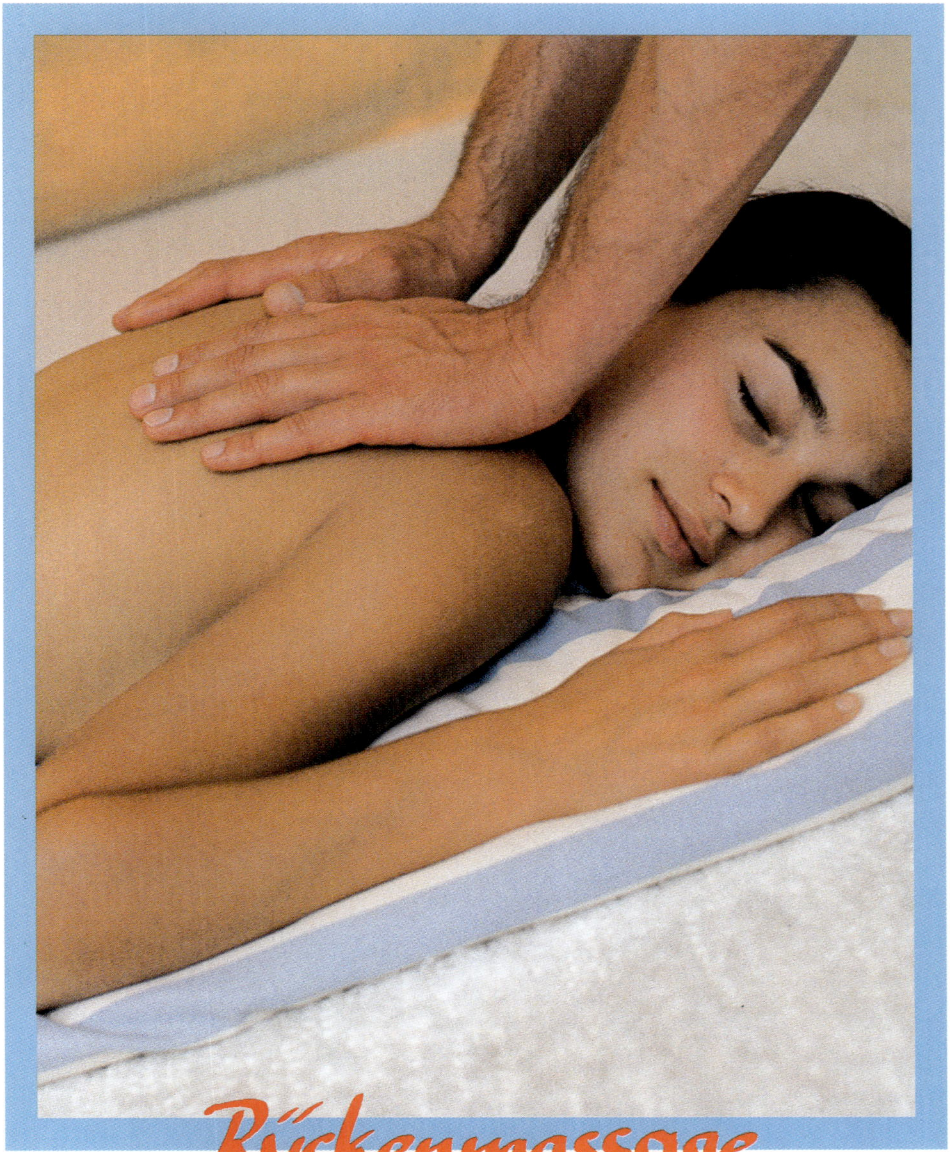

Rückenmassage

Auch Härtefälle werden weich

Im Streß ziehen vor allem Frauen im wahrsten Sinne des Wortes den Kopf ein. Die Folgen sind schmerzhafte Verspannungen. Lassen Sie sich dann doch mal den Rücken massieren – von Ihrem Partner oder einer Freundin. Das hilft bestimmt!

Alle Massagegriffe, die wir hier zeigen, gehören zur klassischen Methode, die der Schwede Per Henrik Ling Anfang des 19. Jahrhunderts entwickelt hat. Sie sind leicht nachzumachen und überhaupt nicht gefährlich. Denn die komplizierte Knet-Technik wurde ausgelassen. Und zartes Streichen, Reiben, Klopfen – das kann jede(r) lernen.

Vorbereitung

Zunächst ist es wichtig, eine entspannte Atmosphäre zu schaffen – durch gedämpftes Licht und ruhige Musik. Dann breiten Sie eine Decke auf dem Fußboden aus (besser als ein Bett, das beim Massieren nachgibt) und legen sich bequem hin. Am besten mit einem Kissen unter dem Bauch, damit Sie kein Hohlkreuz machen können. Schließen Sie nun die Augen, atmen Sie tief in den Bauch hinein, und denken Sie an etwas Schönes. Der „Masseur" wärmt inzwischen seine Hände auf, indem er Massageöl (zum Beispiel von Sonnenblumen oder Mandeln) zwischen den Handflächen verreibt. Die Massage kann beginnen:

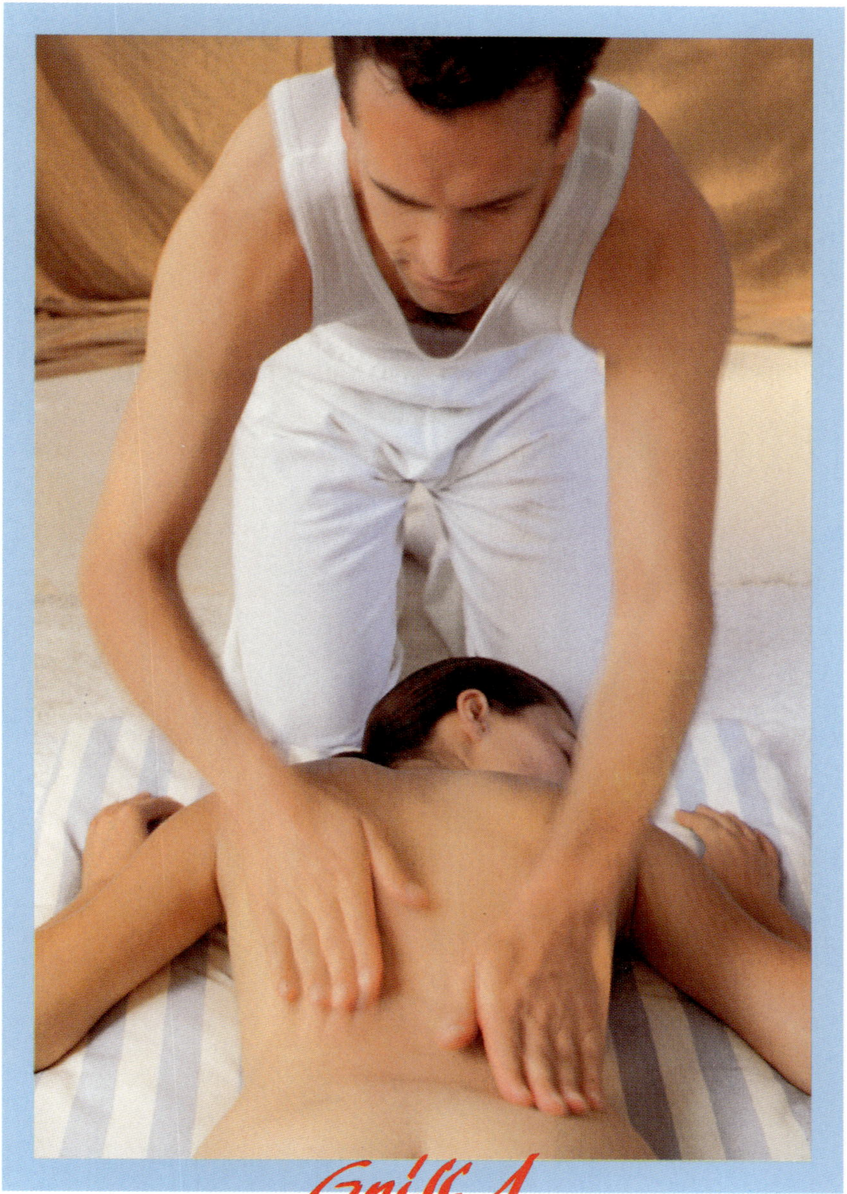

Griff 1

GRIFF 1 Rücken aufwärmen: Mit beiden Händen rechts und links der Wirbelsäule von den Schulterblättern zur Taille streichen. So lange, bis alle Muskeln richtig schön durchblutet und ganz weich sind.

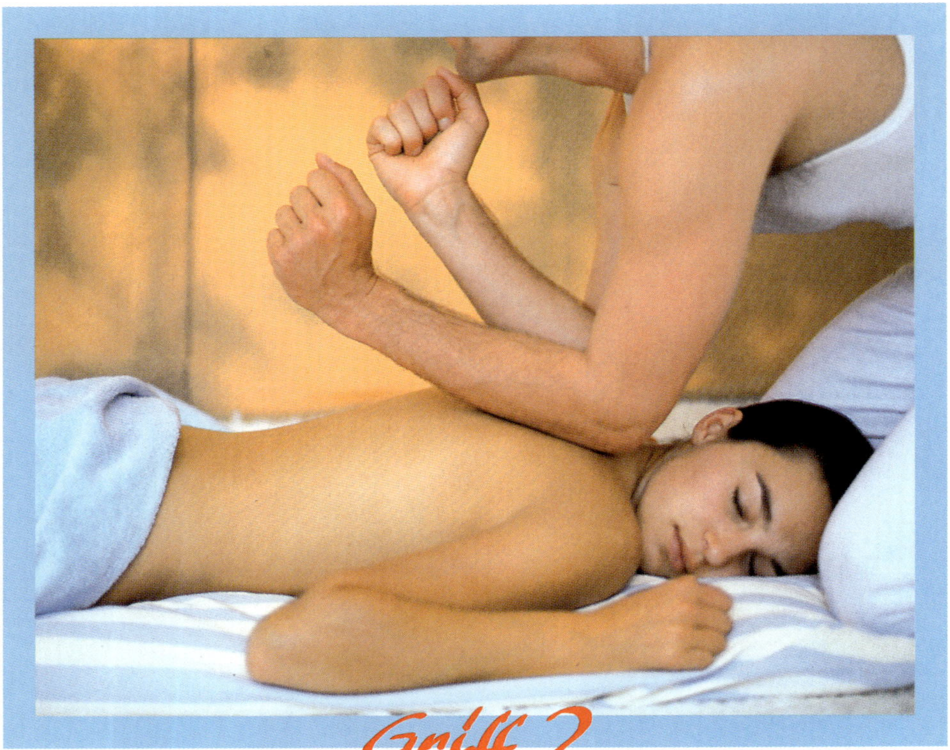

Griff 2

GRIFF 2 Schultern aufwärmen: Der Schulterbereich wird mit den Unterarmen sanft massiert – wieder rechts und links der Wirbelsäule, von innen nach außen. Zuerst mit dem rechten Arm, dann mit dem linken. Immer im Wechsel.

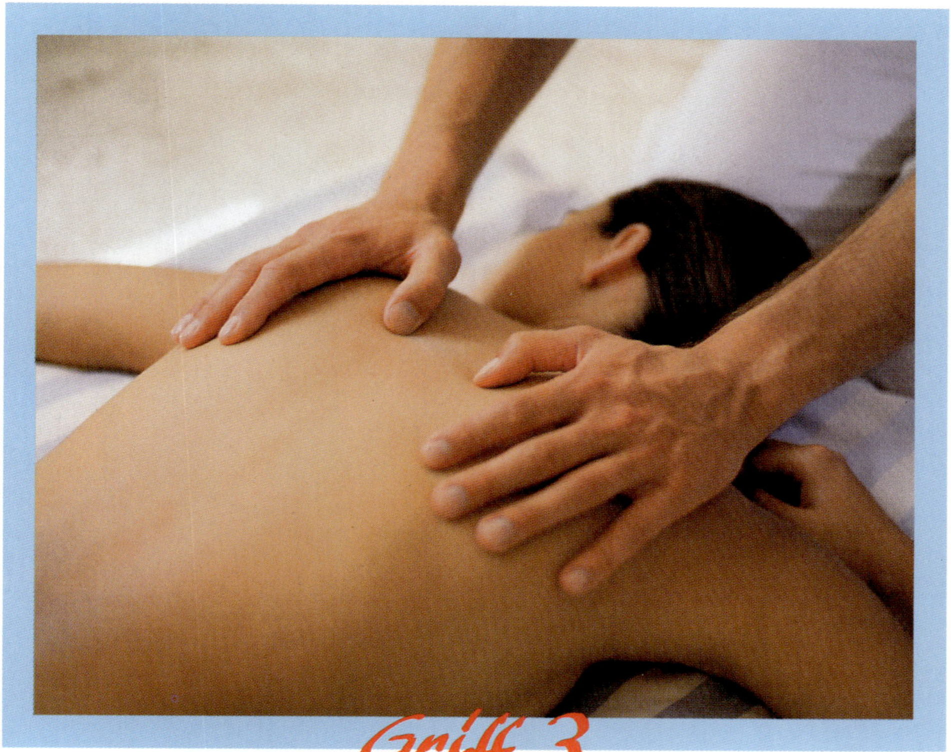

Griff 3

GRIFF 3 Wirbelsäule entlasten: Mit Daumendruck kleine Kreise entlang der Wirbelsäule beschreiben – von oben nach unten. Aber niemals (!) direkt die Wirbelsäule berühren. (Das bleibt einem Profi-Masseur vorbehalten.) Im Beckenbereich die Massage beenden und nun mit den Handflächen in großen Kreisbewegungen den Rücken wieder hoch massieren – rechts und links der Wirbelsäule.

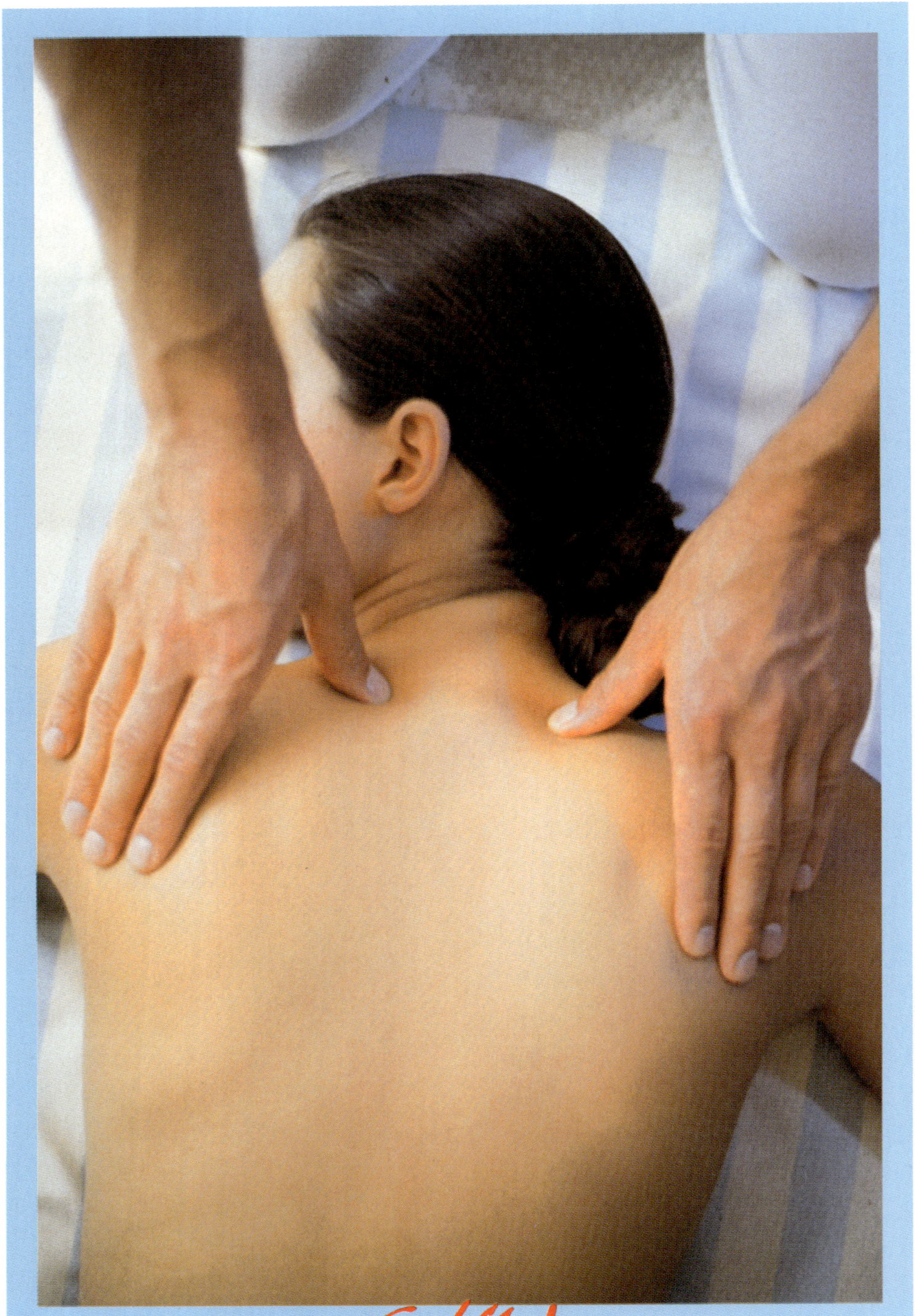

Griff 4

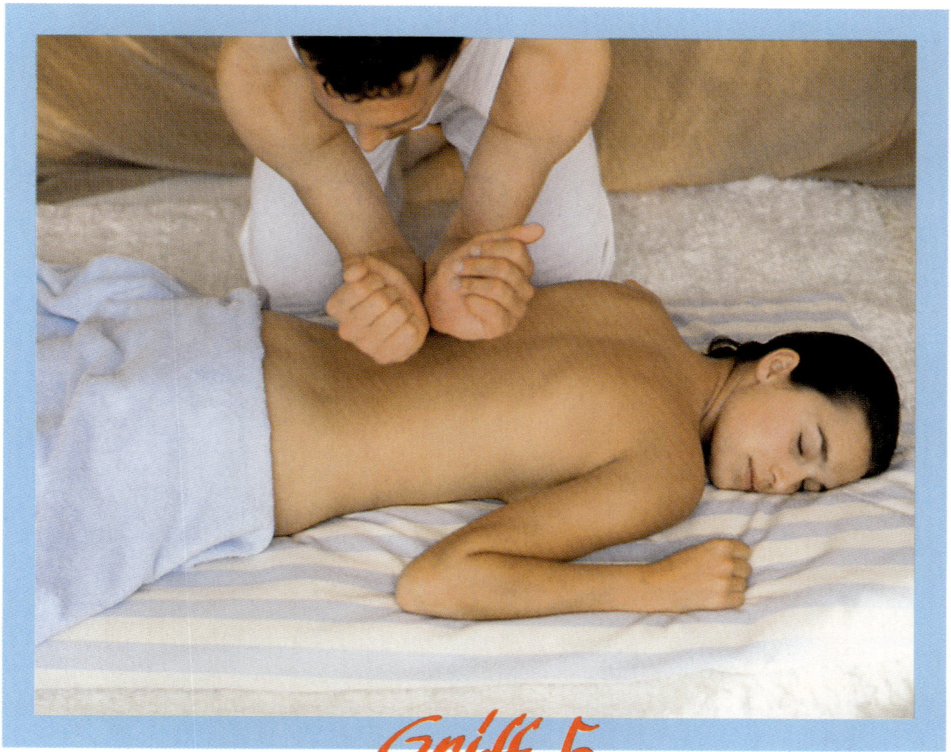

Griff 5

GRIFF 4 Nackenmuskeln dehnen: Die Daumen unterhalb des Nackens auf die Schultern legen und gleichmäßig am Schultergürtel entlangstreichen mit leichtem Druck. Zum Schulterende hin den Druck wegnehmen.

GRIFF 5 Rücken dehnen: Die Unterarme auf die Mitte des Rückens legen und mit sanftem Druck nach außen streichen – Richtung Schultern und Becken. Zunächst ist die rechte Rückenhälfte dran, dann die linke. Niemals direkten Druck auf die Wirbelsäule ausüben!

Straffe Haut und weniger Schwangerschaftsstreifen

Eine Intensiv-Massage mit vier Griffen, mit der Sie Ihr Bindegewebe stärken und sogar Schwangerschaftsstreifen zum Verblassen bringen können.

Bei dieser Massage werden Elemente der klassischen Massage mit einer Bindegewebsmassage gemischt, die richtig in die Tiefe geht. Bereits nach einer Woche sind, so die Physiotherapeutin und Dozentin für Massage Barbara Ahr, erste Erfolge sichtbar. Nach vier bis sechs Wochen ist der Bauch fester und flacher, wenn Sie täglich etwa 15 Minuten massieren. Dabei sollten Sie keine Massagecreme benutzen, Sie können dann nicht fest genug zugreifen. Hinterher sind allerdings ein Vitamin-E-haltiges Öl (zum Beispiel Weizenkeimöl) oder eine Creme toll, weil das Hautvitamin zusätzlich das Bindegewebe stärkt.
Die Griffe 1 (Gewebswäsche) und 3 (Kneten) sind auch am Oberschenkel sehr wirkungsvoll gegen Cellulite.

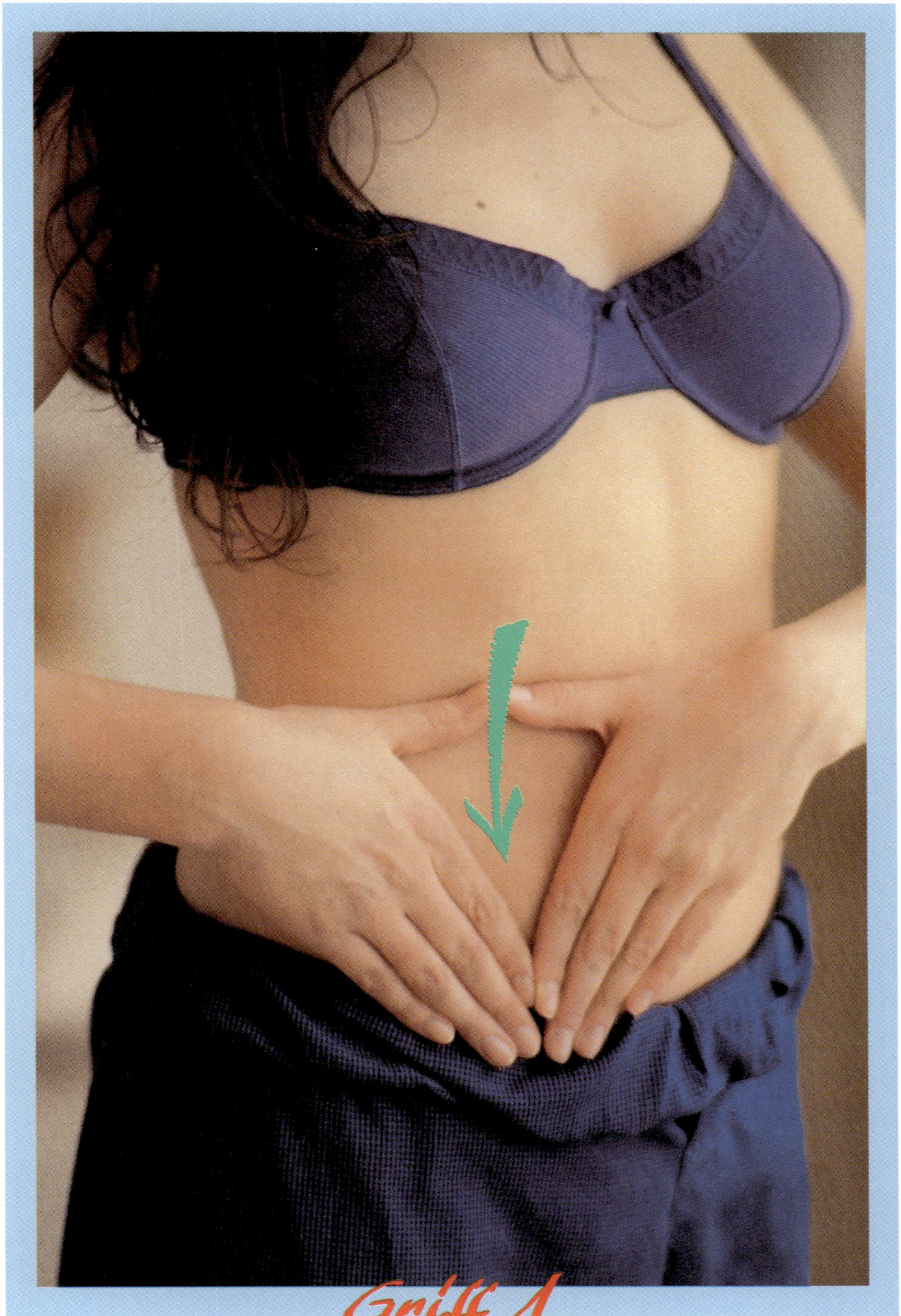

Griff 1

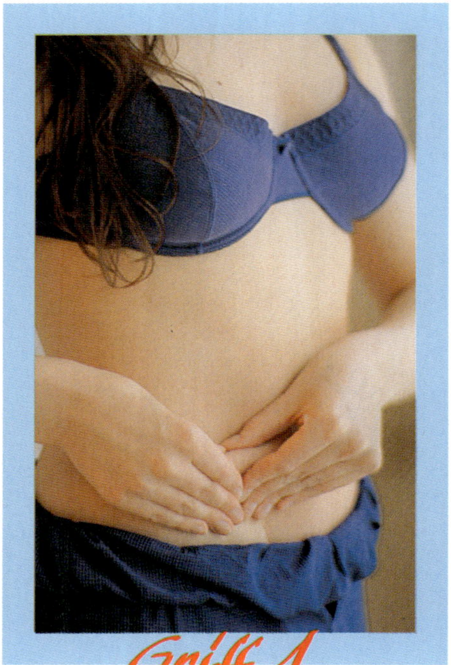

Griff 1

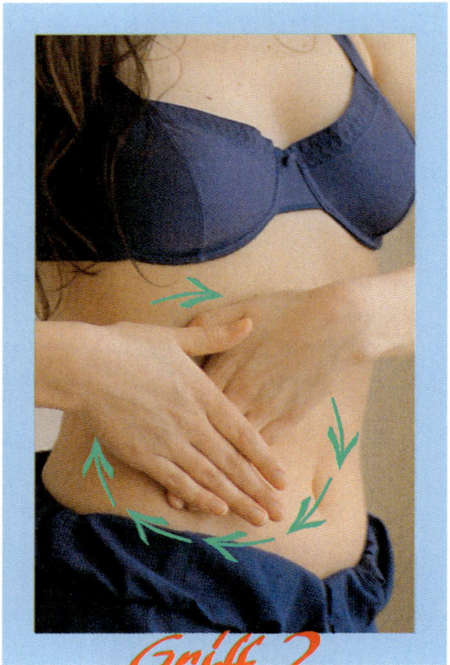

Griff 2

GRIFF 1 Gewebswäsche: Massieren Sie in drei Schritten. Zuerst bilden die Hände ein Dreieck, bei dem sich die Daumen berühren (siehe Foto Seite 91). Dann schieben Sie mit festem Druck der Finger die Haut zusammen, bis ein Röllchen entsteht. Zum Schluß streichen Sie mit den Daumen die Rolle kräftig nach unten aus. Fangen Sie immer rechts außen an, und massieren Sie Stück für Stück den ganzen Bauch. (Wenn Sie den Oberschenkel gegen Cellulite bearbeiten, fangen Sie ganz außen an und massieren Sie nach innen, soweit Sie kommen, ohne sich zu verrenken.)

GRIFF 2 Streichen: Rechts beginnen, beide Hände auflegen und im Uhrzeigersinn um den Bauchnabel herum streichen. Das fördert die Durchblutung, der Kreislauf wird im ganzen Körper angekurbelt und der Stoffwechsel angeregt (hilft auch bei Verdauungsproblemen). Frauen mit einer robusten Haut können dafür einen Luffahandschuh oder eine Bürste nehmen. Wer eine trockene, empfindliche Haut hat, massiert besser nur mit dem Druck der Hände.
In der Leistengegend sollten Sie generell vorsichtig sein und dort nicht zu kräftig streichen.

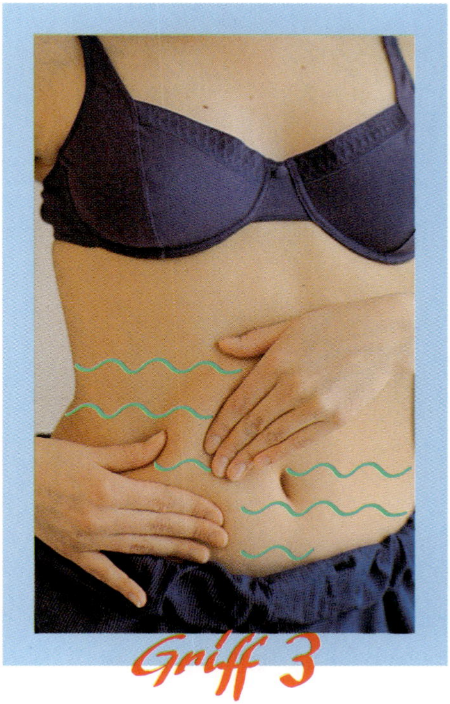

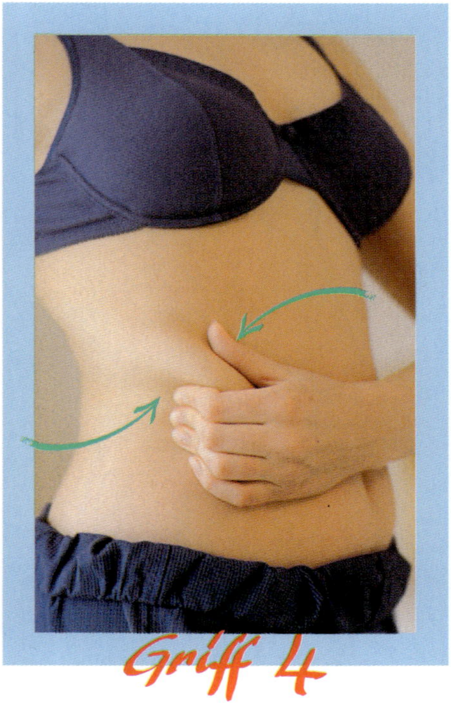

GRIFF 3 **Kneten:** Am besten massieren Sie im Sitzen. Mit der rechten Hand in den Bauch greifen, so daß diagonal ein Röllchen entsteht. Das wird mit dem Daumen der linken Hand nach unten hin ausgestrichen. Dann mit links eine neue Rolle bilden und sie mit rechts ausstreichen. In wellenförmigen Bewegungen immer so weitermachen, als ob eine Schlange von rechts nach links über den Bauch gleitet. Immer rechts anfangen, über den ganzen Bauch nach links massieren und dann ein Stückchen tiefer weitermachen – so den ganzen Bauch bearbeiten. (Am Oberschenkel auch ganz außen anfangen und bis zur Beininnenseite massieren – nicht zu kräftig, das Bindegewebe ist innen sehr empfindlich.)

GRIFF 4 **Kneifen:** Mit der linken Hand rechts am Rücken beginnen. Zwei bis drei Finger versuchen, eine Faust zu machen und ziehen dabei das Bindegewebe von hinten nach vorn bis zur Bauchmitte. Je kräftiger Sie ziehen, desto stärker fördert das die Regeneration des Gewebes. Vorsicht am Unterbauch und in der Leistengegend: Wenn Sie dort zu stark kneifen, kann es einen Bluterguß geben.

Shiatsu gegen Knitterfältchen

Jeden Morgen fünf Minuten – das reicht bei dieser japanischen Massage mit echter Tiefenwirkung!

Diese japanische Massage ist eine Mischung aus klassischer Gesichtsmassage und Shiatsu, einer japanischen Druckmassage, die sich wiederum aus der chinesischen Akupressur ableitet. Shiatsu heißt übersetzt Fingerdruck: Mit den Fingern werden genau festgelegte Druckpunkte gereizt, um das Nervensystem zu beeinflussen und die Energie im Körper besser fließen zu lassen. Die westliche Massage soll dagegen vor allem durchbluten und damit die Gewebespannung erhöhen und straffen. Langfristig können sich neue Gefäße bilden, die Haut wird besser ernährt. Alles, was Sie für unsere Kombi-Massage brauchen, ist eine Tagescreme und die beschriebenen fünf Griffe. Die Bewegungen auf jeder Gesichtsseite insgesamt dreimal machen (wenn nicht anders beschrieben). Am besten mit Mittel- und Ringfinger massieren (Daumen und Zeigefinger haben zuviel Kraft), aufwärts stärker, abwärts schwächer. Sie werden bald sehen: Ein müder Teint oder verknitterte Schlaffältchen werden tatsächlich wegmassiert.

GRIFF 1 Stirn und Schläfe: Tupfen Sie reichlich Creme auf Stirn, Wangen, Nase und Kinn. Streichen Sie zuerst mit dem rechten Mittel- und Ringfinger, dann mit den entsprechenden linken Fingern von der Nasenwurzel gerade nach oben (gut gegen Stirnfalten), weiter am Haaransatz entlang bis zur Schläfe. Dort mit den Fingerspitzen leicht drücken. Das hilft auch gegen Kopfschmerzen.

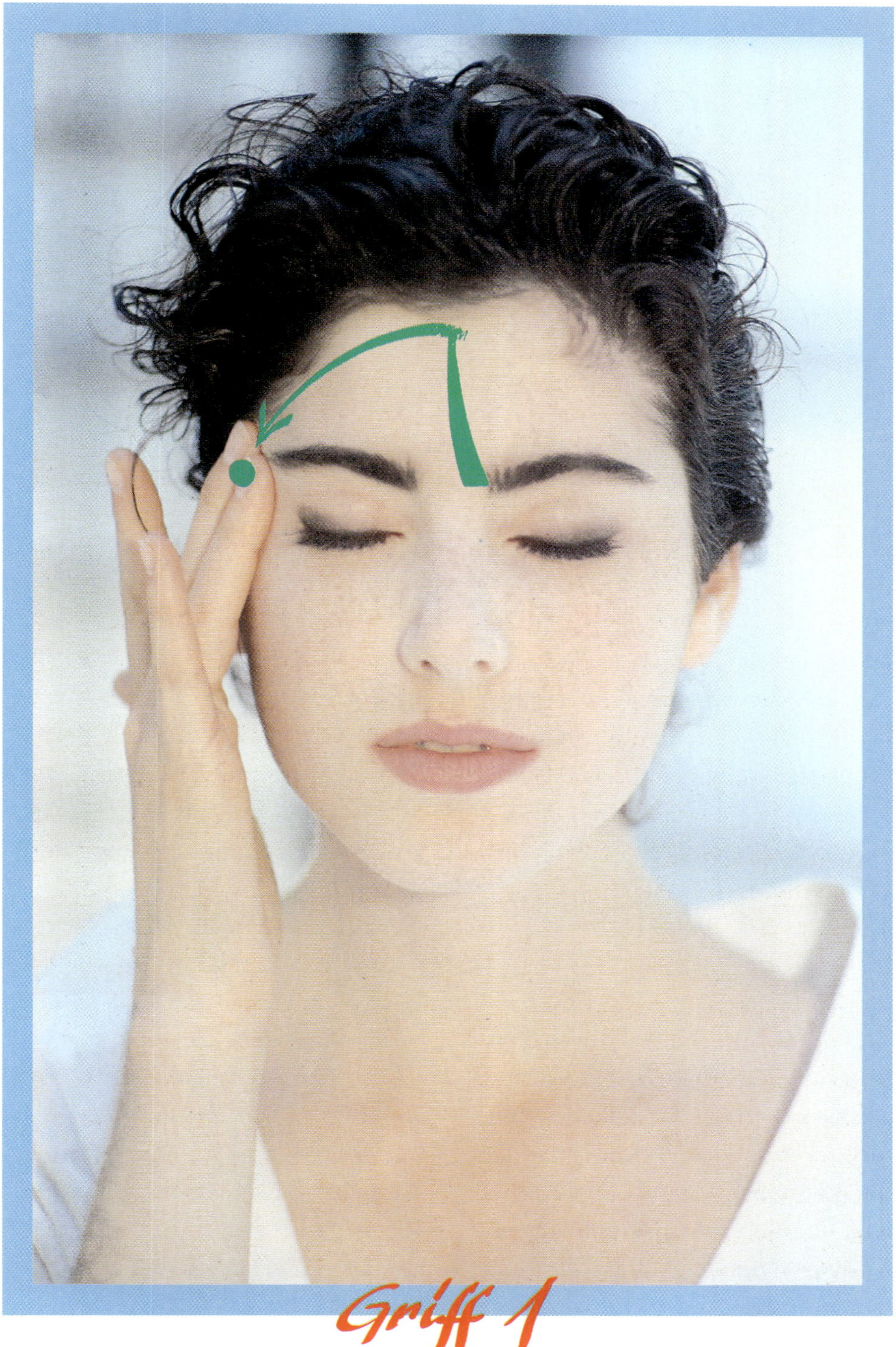

Griff 1

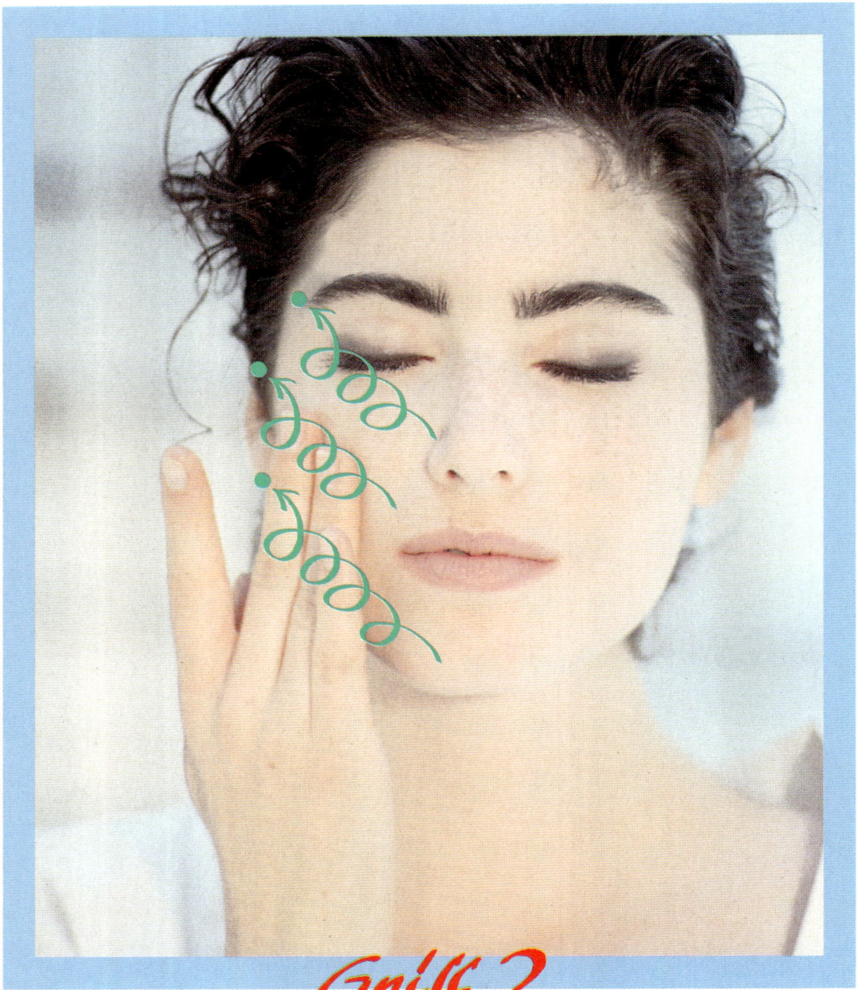

Griff 2

GRIFF 2 Wangen: Bei der rechten Gesichtshälfte beginnen und mit kleinen kreisenden Bewegungen drei spiralförmige Linien beschreiben. Zuerst das Kinn massieren und dann langsam zum Ohrläppchen kommen. Mit einem Druck aufs Ohr (die Zähne zusammenbeißen, dann fühlen Sie, wo der Punkt sitzt) die erste Linie abschließen. Weiter geht es von den Mundwinkeln bis zur Ohrmitte. Dort wieder pressen: Der Druck auf den Aurikularnerv soll beruhigen. Zuletzt von den Nasenflügeln bis zur Schläfe massieren und leicht drücken (siehe Foto Seite 95).

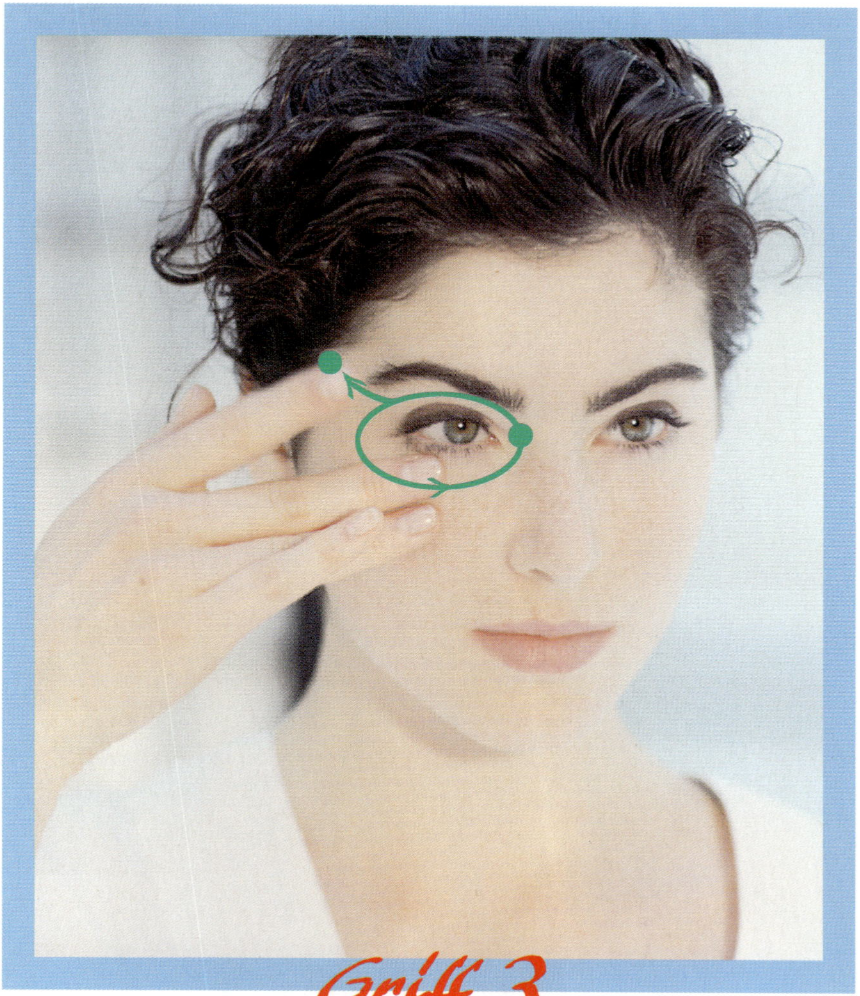

Griff 3

GRIFF 3 Augen: Den rechten inneren Augenwinkel etwa drei Sekunden pressen. Die Fingerspitzen um das Auge herumführen und wieder drücken. Das macht schnell wach. Zum Schluß den Schläfendruckpunkt mit dem Mittelfinger drücken. Anschließend links massieren.

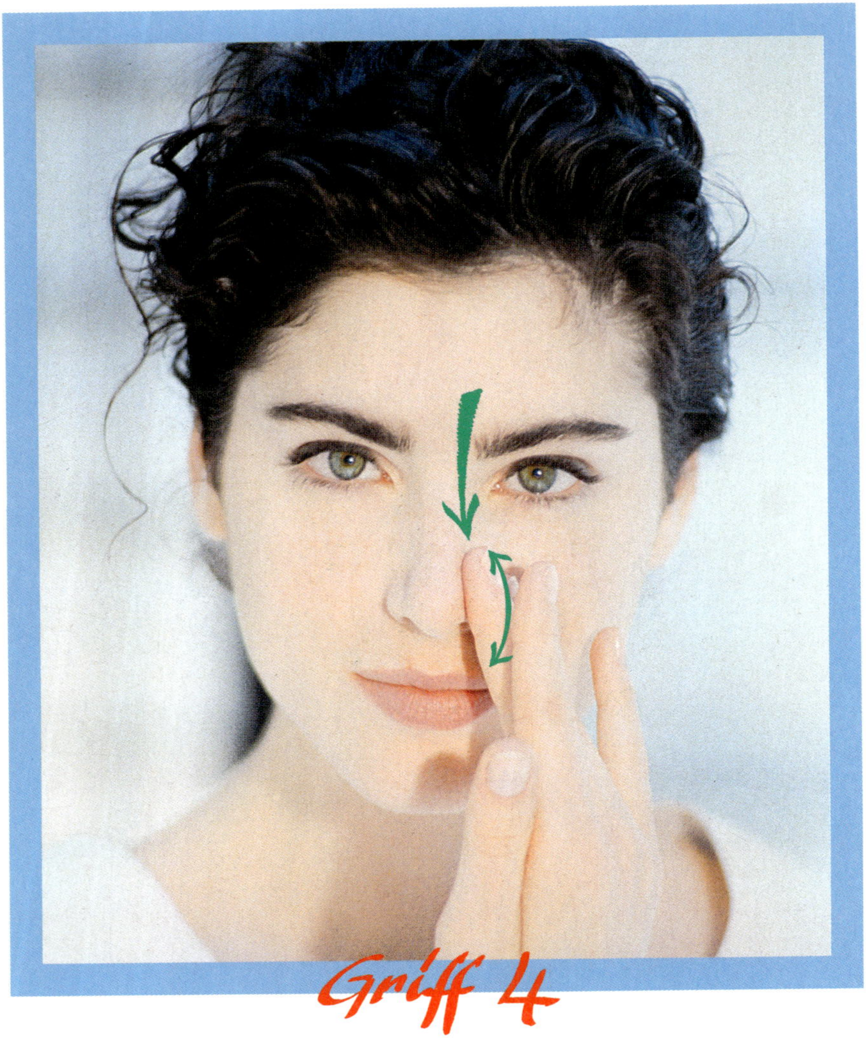

GRIFF 4 Nase: Abwechselnd mit der rechten Hand an der linken Nasenseite, dann mit der linken Hand an der rechten Nasenseite entlangfahren. Die Nasenflügel mit kleinen Auf- und Abwärtsbewegungen etwas fester bearbeiten.

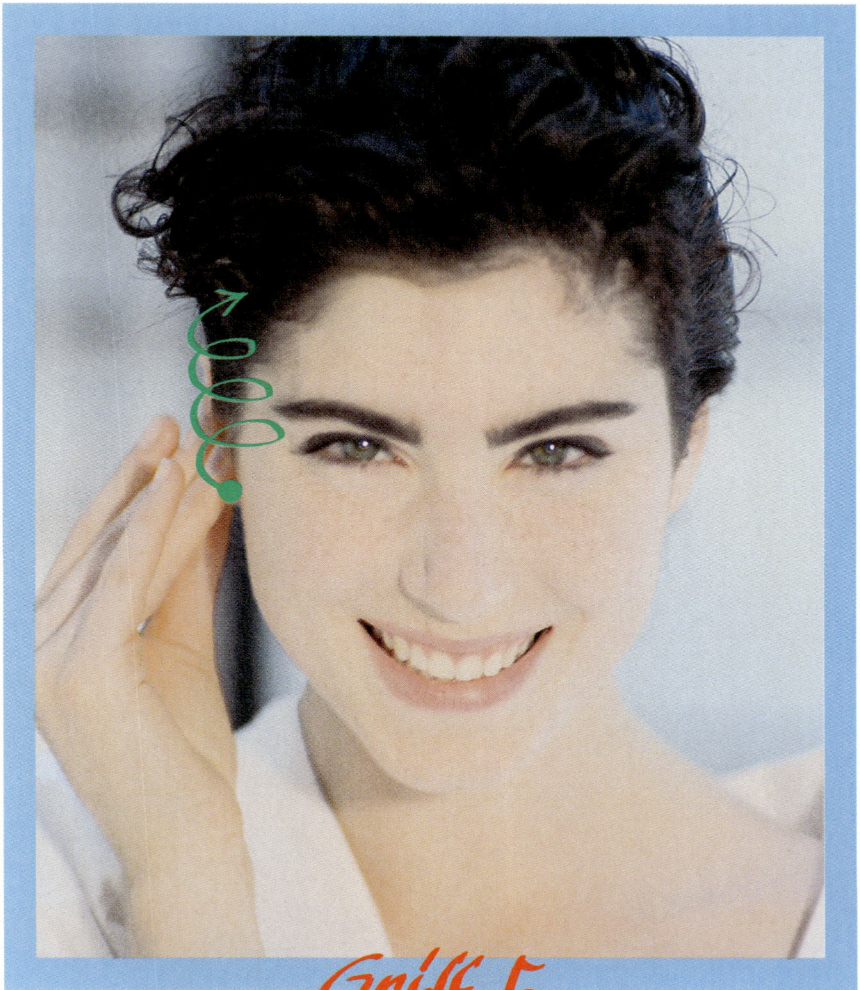

Griff 5

GRIFF 5 Ohren: Das Ohrläppchen zwischen Daumen und Zeigefinger nehmen und drücken. Am Ohrrand entlang in fünf kreisenden Bewegungen erst auf- und dann abwärts kneten. Die Ohrmassage soll erfrischen und schnell neue Energie geben.

Baut Streß ab

Eine kurze Fußmassage entspannt den ganzen Körper. Denn an den Füßen befinden sich unzählige Reflexzonen, über die wir unser vegetatives Nervensystem erreichen. Und wenn Sie die Füße dabei gleichzeitig eincremen, tun Sie ihnen besonders viel Gutes.

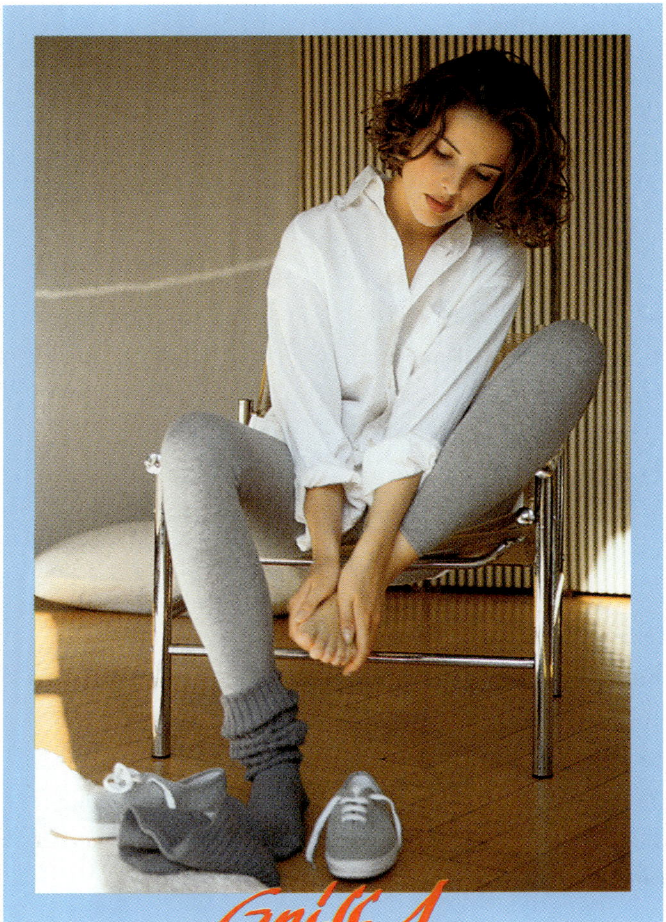

Griff 1

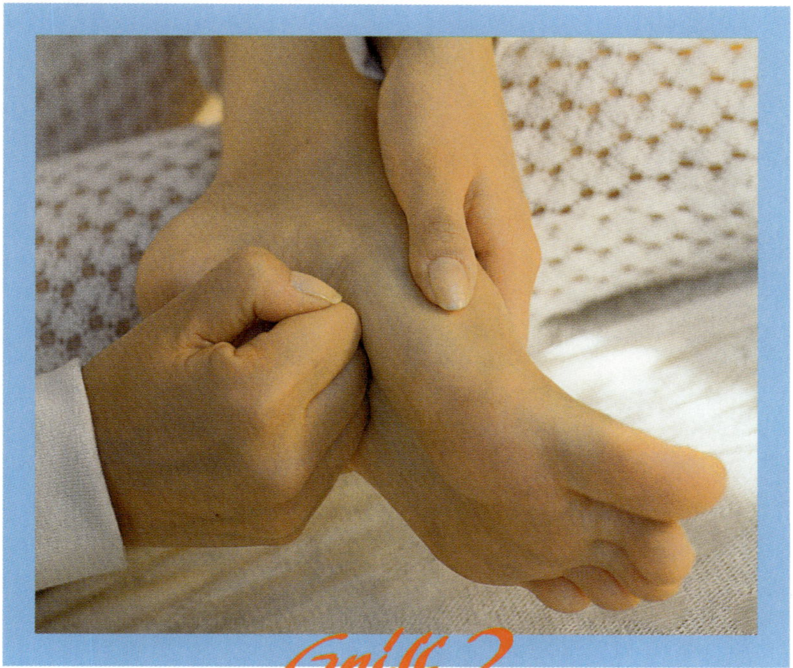

Griff 2

GRIFF 1 Mit den Händen abwechselnd von den Zehen zu den Knöcheln streichen. Dann die Knöchel umkreisen und abschließend in Richtung Achillessehne weitermassieren.

GRIFF 2 Die Fußsohle (von den Zehen zur Ferse) ein paarmal mit den Fingerknöcheln ausstreichen. Spüren Sie, wie Ihr Fuß biegsamer wird?

GRIFF 3 Den großen Zeh in die Hand nehmen und vorsichtig im Kreis drehen. In beide Richtungen – so oft und kräftig, wie es angenehm ist. Dann jeden einzelnen Zeh behutsam langziehen (aber wirklich nur ganz vorsichtig, die Gelenke dürfen nicht knacken!).

GRIFF 4 Den Fuß mit beiden Händen nach oben und unten biegen. Erst die Fußspitze, dann den Mittelfuß (siehe Foto Seite 102).

GRIFF 5 Mit gestreckten Fingern von unten zwischen die Zehen greifen. Sanft drücken, den Druck zehn Sekunden lang halten und dann die Finger an den Zehen entlanggleiten lassen.

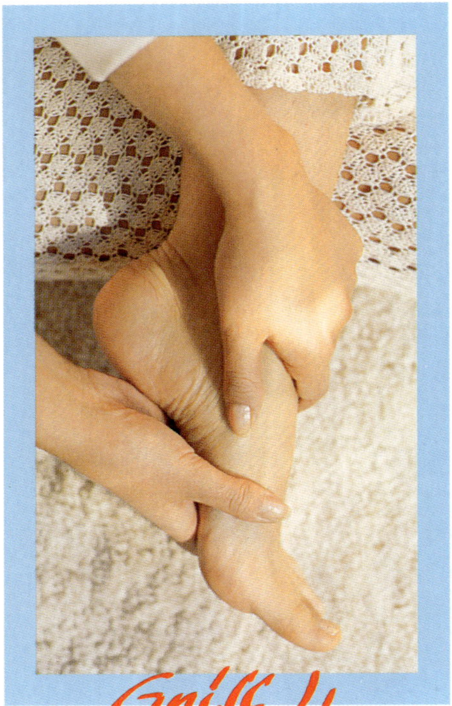

Griff 4

GRIFF 6 Zum Schluß: Die Füße von oben und unten mit beiden Händen ausstreichen.

ROLLER-MASSAGE Wem eine Handmassage zu aufwendig ist, der rollt – ganz bequem beim Lesen oder Fernsehen – Tennisbälle, Holz- oder Igelkugeln unter den Füßen hin und her. Auch damit können Sie eine effektive Fußmassage machen!
Ganz locker anfangen und dann langsam den Druck verstärken, so daß Sie alle Muskeln und Knochen, weiche und harte Stellen, angenehme und schmerzempfindliche Partien gut spüren können.

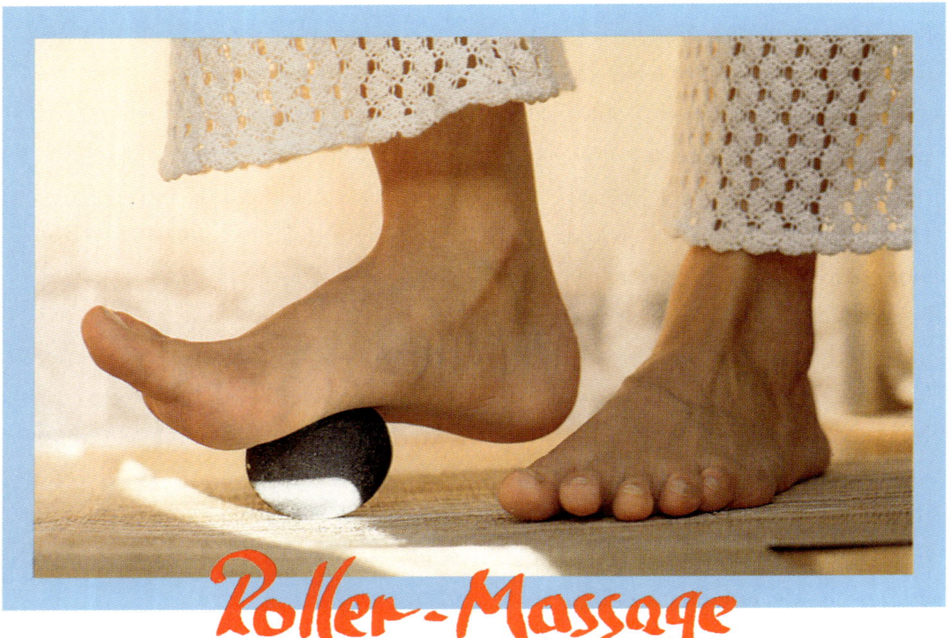

Roller-Massage

Immer mal zwischendurch

Wenn Ihnen nach einem langen Tag am Schreibtisch oder nach der Hausarbeit der Nacken weh tut, kneten und reiben Sie automatisch die schmerzenden Muskeln. Wenn Sie sich dafür ein paar richtige Massagegriffe angewöhnen, werden Sie Ihre Verspannungen schnell wieder los!

Massieren können Sie sich auch selber! Keiner weiß besser als Sie, welche Muskeln es gerade nötig haben. Am besten, Sie fangen damit an, sobald Sie die ersten Anzeichen von Verspannungen spüren – direkt am Arbeitsplatz bzw. zu Hause. Denn Massage lockert nicht nur die Muskeln, sie regt auch den Kreislauf an und steigert die Konzentration.
Die Technik ist immer dieselbe: Mit dem Daumen oder mit Zeige- und Mittelfinger kreisen Sie im Uhrzeigersinn auf den entsprechenden Körperstellen. Beginnen Sie mit sanftem Druck, und steigern Sie nach und nach die Intensität. Aber nie so kräftig massieren, daß es schmerzt!

Griff 1 Für Schultern und Nacken: Setzen Sie sich gerade hin, und „bearbeiten" Sie zuerst die rechte Seite: Mit Zeige- und Mittelfinger der linken Hand direkt unter dem Ohr beginnen und in kleinen Kreisen runter bis zu den Schultern massieren. Dann massieren Sie die Schultermuskeln von innen nach außen und zum Schluß den rechten Muskelstrang im Nacken – von oben nach unten. Nun ist die linke Seite dran.

Griff 2 Für den Rücken: Legen Sie im Sitzen Zeige- und Mittelfinger rechts und links ganz unten neben die Wirbelsäule. Arbeiten Sie sich langsam mit der Massage von unten nach oben vor – so weit es ohne Verrenkungen geht.

Griff 3 Für Hände und Arme: Beginnen Sie an der rechten Hand, indem Sie die Zwischenräume der Handknochen mit dem Daumen gut durchkneten. Dann wird mit Zeige- und Mittelfinger massiert: zuerst der Unterarm, dann um den Ellenbogen herum, hoch zu den Oberarmen bis hin zu den Schultern.

6. Kapitel

Aqua-Fitness

Sie können im Aromabad relaxen, sich im Dampfbad abhärten, bei der Wasser-Gymnastik Muskeln aufbauen oder mit Schwimmen Ihre Kondition verbessern – im und mit Wasser werden Sie auf die vielfältigste Weise fit! Denken Sie daran, sich gut einzucremen, wenn Sie aus Pool, Wanne oder Sauna steigen: Wasser trocknet die Haut aus. Falls Sie eine sehr empfindliche Haut haben, können Sie auch eine spezielle Schwimmschutz-Lotion auftragen. Und wenn Sie draußen baden: den Lichtschutz nicht vergessen!

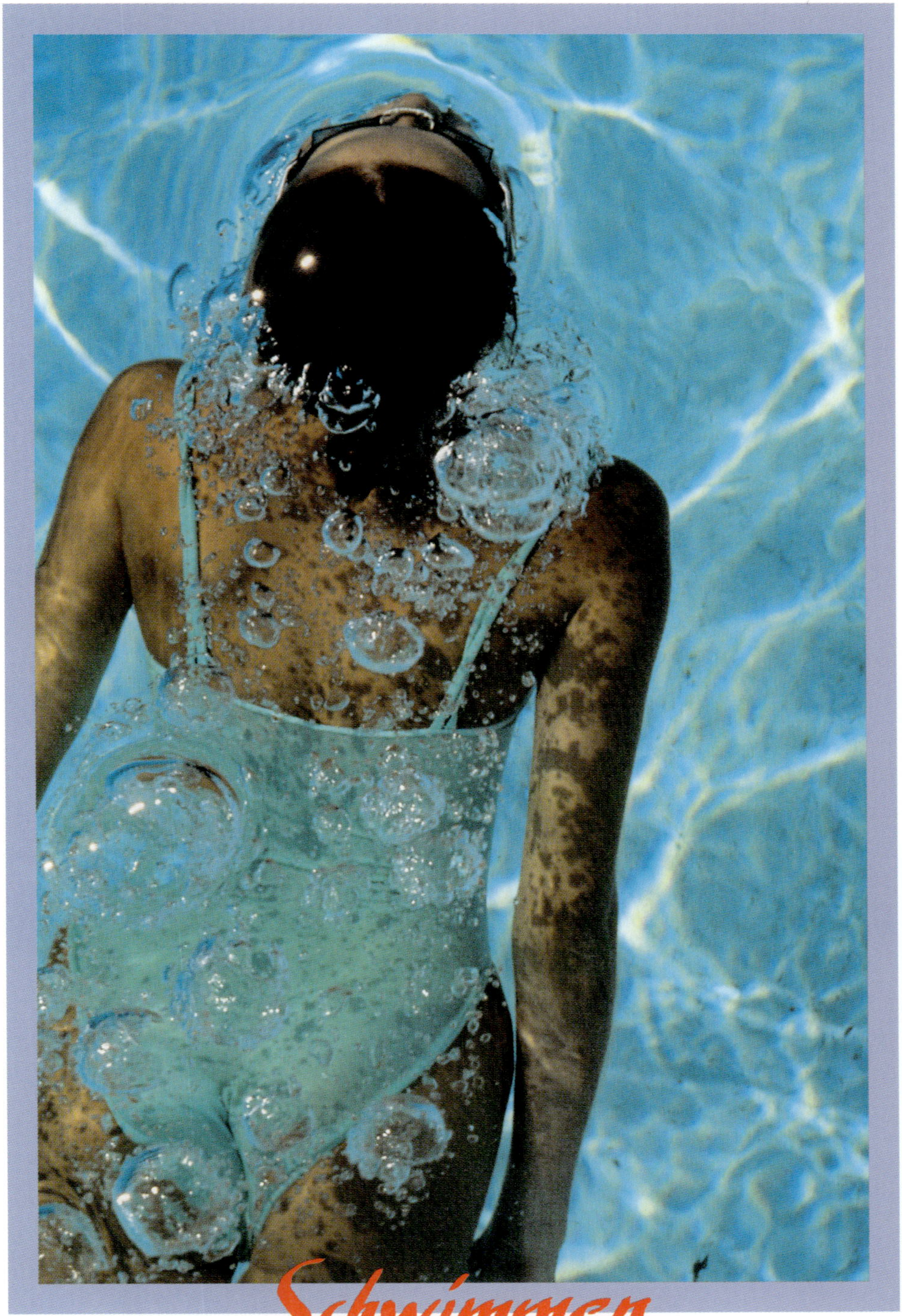

Schwimmen

Mehr Kondition, weniger Cellulite

Ein gelenkschonendes Ausdauertraining, das den ganzen Körper trainiert und super gegen Cellulite hilft.

Anders als etwa beim Jogging werden beim Schwimmen alle wichtigen Muskelgruppen bewegt: Es kräftigt auch die Schulter- und Nackenpartien, die Arme werden gestrafft. Besonders effektiv ist Schwimmen für die Brust- und Bauchmuskeln. Weil das Wasser unser Körpergewicht trägt, werden dabei Wirbelsäule, Bänder und Gelenke nicht belastet. Ideal für Mollige und alle, die Probleme mit den Knien oder mit dem Rücken haben! Der Wasserdruck ist darüber hinaus optimal gegen Cellulite: Gegen den Wasserwiderstand werden Muskeln auf- und Fett abgebaut (wie beim Body Styling auch – dort allerdings gegen den Widerstand der Gewichte). Gleichzeitig sorgt aber der Wasserdruck dafür, daß es nicht zum Lymphstau kommt. Durch Muskeltraining wird nämlich reichlich Gewebeflüssigkeit (Lymphe) ins Bindegewebe gebracht. Ist das nun eher schwammig und schlapp, wird die Flüssigkeit nicht wieder abtransportiert: Sie drückt die verklumpten Fettzellen noch stärker durch die Haut. Abfließen kann die Lymphe erst, wenn sie gleichzeitig Druck durch die Muskeln und vom Bindegewebe (über den Wasserdruck) kriegt: Die Haut sieht anschließend schön glatt aus.

Achten Sie darauf, daß Sie möglichst entspannt im Wasser liegen. Wer beim Brustschwimmen den Kopf möglichst weit aus dem Wasser hält, verspannt die Muskeln. Am besten ist es, beim Vorwärtsgleiten den Kopf einzutauchen und unter Wasser auszuatmen. Eingeatmet wird, wenn die Arme das Wasser seitlich wegdrücken. Am leichtesten geht das, wenn Sie eine Schwimmbrille tragen. Wer nicht untertauchen mag: Für den Rücken gut sind auch Rückenschwimmen und seitliches Brustschwimmen. Schwimmen Sie am Anfang nicht zu lange, sondern machen Sie zwischendurch Pausen. Und vergessen Sie nicht, anschließend ordentlich zu trinken: Beim Schwimmen kann man stark schwitzen, ohne es zu merken.

Zur Ruhe kommen mit Melisse und Orange

Ätherische Öle entspannen, beruhigen oder machen für den Abend fit: Im warmen Badewasser wirken sie besonders intensiv.

Sie spüren es sofort: Sobald Sie ätherische Öle ins Wasser geben und der Duft durchs Badezimmer strömt, atmen Sie viel tiefer und gleichmäßiger. Dabei wirken Duftbäder gleich mehrfach: Das warme Wasser entspannt die Muskeln und fördert die Durchblutung. Die Duftmoleküle dringen besonders gut in die nasse Haut ein und werden gleichzeitig eingeatmet. Wegen ihrer starken Wirkung dürfen sie niemals direkt auf die Haut gegeben werden. Für ein Vollbad brauchen Sie in der Regel etwa 10 Tropfen. Nicht mehr, sonst wird die Haut gereizt und der Kreislauf zu sehr belastet. Genießen Sie etwa eine Viertelstunde Wärme und Duft, am besten im etwa 36 Grad warmen Wasser.
Da Wasser der Haut Fett entzieht, sollten Sie sich hinterher gut eincremen. Ein Tip dafür: Nehmen Sie Weizenkeim- oder Jojobaöl, und massieren Sie es in die noch feuchte Haut. Das pflegt super! Wenn Sie eine trockene Haut haben, können Sie auch zusätzlich zu den ätherischen Ölen zwei bis drei Teelöffel Pflanzenöl gleich mit ins Badewasser geben. Und so unterschiedlich wirken die Bade-Essenzen:

- Baldrian beruhigt und fördert die Konzentration
- Kamille desinfiziert und schützt die Haut
- Lavendel entspannt, stärkt die Nerven und fördert die Durchblutung
- Melisse und Orange beruhigen (gut vorm Schlafengehen)
- Rosmarin und Latschenkiefer beleben und regen den Kreislauf an
- Thymian desinfiziert (gut gegen Erkältungen)

Ätherische Öle können Sie in Drogerien, Reformhäusern, Bioläden und Apotheken kaufen. Inzwischen gibt es auch fertige Öl-Mischungen: zum Beispiel Anti-Streß-Bäder, Bäder gegen Erkältungen oder zur Muskelentspannung nach dem Sport.

Sich gesund und schön schwitzen

Ob im türkischen Dampfbad oder in der finnischen Sauna – Schwitzen tut einfach gut! Es regt den Stoffwechsel an, stärkt das Immunsystem und glättet die Haut.

Schwitzen, abkühlen, ausruhen – diese Kombination ist wirklich unschlagbar. Dabei wird der Stoffwechsel so richtig auf Trab gebracht, der ganze Körper gut durchblutet und mit reichlich Sauerstoff versorgt. Alle Muskeln werden weich und geschmeidig, Verspannungen lösen sich. Besonders bei niedrigem Blutdruck stabilisiert sich der Kreislauf. Die abwechselnden Wärme- und Kältereize sind ein gutes Venentraining. Genau richtig also, wenn Sie Krampfadern haben. Dann sollten Sie im Saunaraum allerdings die Beine nicht baumeln lassen, sondern hochlegen. Am besten sogar etwas höher gegen die Wand stemmen. (Aber: Bei akuten Entzündungen ist Wärme verboten!) Je nachdem, wie lange Sie schwitzen, verlieren Sie einen halben bis im Extremfall drei Liter Flüssigkeit. Ausgeschwitzt werden dabei neben Wasser auch reichlich Mineralstoffe, eventuelle Rückstände von Medikamenten und Krankheitserreger. Aus dem gesamten Gewebe werden Abbaustoffe (zum Beispiel Milchsäure) über die Niere besser abtransportiert.

Wichtig ist, anschließend viel zu trinken. Am besten Apfelschorle oder Mineralwasser. Manche Sportmediziner empfehlen auch, auf die ausreichende Kaliumzufuhr zu achten. Mit einem Liter Schweiß wird immerhin ein halbes Gramm Kalium ausgeschieden. Ersetzen Sie es durch Apfelschorle, kaliumreichen Salat, Bananen, Kartoffeln oder Blattgemüse.

Wer regelmäßig schwitzt, ist seltener krank und fühlt sich einfach fitter – nicht nur körperlich, sondern auch psychisch. Durch die Kalt-Warm-Reize werden vermehrt körpereigene Morphine gebildet: Man ist dann richtig gut drauf.

Ob Sauna oder Dampfbad, das ist Geschmackssache. In der Sauna mit trockener Hitze (etwa 10 % Luftfeuchtigkeit) schwitzen Sie etwa doppelt so stark wie in einem Dampfbad. Ein Teil des Schweißes verdunstet sofort wieder, die Haut kann sich dadurch etwas abkühlen. Gut ist eine Temperatur im Saunaraum von etwa 95 Grad auf der oberen und 60 Grad auf der unteren Bank. Dann können Sie sich Ihre Wohlfühl-Wärme aussuchen.

Im Dampfbad ist es nicht so warm wie in der Sauna, die Temperaturen liegen zwischen 45 und 55 Grad. Wenn man bei einer Luftfeuchtigkeit von etwa 95 Prozent in dichte Nebelschwaden eintaucht, wird ein Dampfbad aber oft als genauso heiß empfunden wie die Sauna. Das liegt am direkten Hautkontakt mit der feuchten, erwärmten Luft. Die Kreislaufbelastung ist beim Dampfbad aber trotzdem geringer. Besonders gut tut es bei Heuschnupfen, Erkältung und verstopften Nebenhöhlen, weil die Atemwege schön befeuchtet werden. Ein Aufguß mit Eukalyptus, Menthol oder Fichtennadeln verstärkt die positive Wirkung.

Falls Sie zu erweiterten Äderchen (Couperose) neigen, sollten Sie einen kühlen Waschlappen auf die entsprechenden Partien (Wangen und Dekolleté) legen. Denn die verstärkte Durchblutung führt zu neuen Gefäßerweiterungen. Deshalb das Gesicht hinterher auch nicht eiskalt abduschen. Bei starker Couperose lieber auf Sauna und Dampfbad ganz verzichten.

- Zuerst reinigen und hinterher gut abtrocknen (nasse Haut schwitzt schlechter).
- Schwitzen Sie etwa fünf bis fünfzehn Minuten. Bleiben Sie nur solange, wie Sie sich wohl fühlen. Dann ganz langsam abkühlen.
- Gehen Sie nach der Hitze zunächst an die frische Luft, und atmen Sie tief durch.
- Dann kommen die kalten Güsse: Beginnen Sie immer an Beinen und Armen. Wer mag, kann auch noch ins eiskalte Tauchbad steigen.
- Dann mindestens eine Viertelstunde ausruhen.

Muskeln aufbauen und die Gelenke schonen

In den Schwimmbädern werden immer mehr Fitness-Kurse angeboten – von Aqua-Jogging bis Aqua-Power. Eine Alternative für alle, die schwimmen allein zu langweilig finden.

Wußten Sie, daß wir im Wasser nur ein Zehntel unseres eigentlichen Gewichts „wiegen"? Deswegen sind wir im Wasser auch beweglicher als an Land und kommen selbst bei Übergewicht nicht so schnell aus der Puste. Aber es ist ein Irrtum zu glauben, ein bißchen im Wasser herumzuplanschen brächte nichts für die Fitness! Wer sich regelmäßig zwei- bis dreimal die Woche 20 Minuten lang im Wasser bewegt, tut eine ganze Menge.
Das liegt an dem hydrostatischen Druck des Wassers. Bei jeder Bewegung wird vermehrt Blut aus den oberflächlichen Blutgefäßen in den Brustraum befördert. Das bewirkt: Das Herz wird besser durchblutet, die Herzfrequenz geht runter und die Atmung wird tiefer. Der ganze Körper kriegt durch den hydrostatischen Druck eine Art Lymphdrainage, die den Stoffwechsel anregt (siehe auch „Schwimmen" Seite 106).
Mit einer speziellen Wasser-Gymnastik können Sie aber noch mehr erreichen: Orthopäden und Sportmediziner empfehlen zum Beispiel, bei jeder Art von Rückenproblemen (sogar bei Bandscheibenschäden) Wirbelsäulengymnastik im Wasser zu machen. Die Auftriebskraft des Wassers entlastet nämlich die Wirbelsäule optimal und schont die Gelenke. Oder wie wär's mit Aqua-Jogging? Viele, die an Land mit Jogging Probleme haben, kommen im Wasser richtig auf Touren.
Allerdings stellt das geringe Körper-

gewicht höhere Ansprüche an den Gleichgewichtssinn. Damit Sie nicht so leicht ins Trudeln kommen, gibt es Gewichtsmanschetten für die Füße und auch entsprechende Gürtel. Um sich damit vorwärts zu bewegen, brauchen Sie natürlich mehr Kraft. Gut für die Beinmuskeln!

Diese Geräte und Spezialhanteln werden auch bei Aqua-Power einsetzt. Das ist nichts anderes als Bodybuilding im Wasser. Man trainiert alle Muskeln – von den Schultern bis zur Wade, ohne sie zu strapazieren. Denn das Wasser dämpft und verzögert jede Bewegung. Und die Gewichte sind unter Wasser so leicht, daß sich selbst Anfänger nicht überfordern können.

Das gilt auch für Aqua-Step – Step-Aerobic unter Wasser. Das ist ein Allround-Training für mehr Kondition, Kraft und Beweglichkeit.

Ohne Geräte kommt Aqua-Fitness aus – ebenfalls ein Allround-Training: Da werden alle Übungen allein mit dem Körpergewicht gegen den natürlichen Wasserwiderstand gemacht. Je tiefer Sie im Wasser stehen, desto wirkungsvoller sind sie. Und selbst wenn Sie sich richtig austoben – im Pool wird's Ihnen nie zu heiß!

Wollen Sie Aqua-Fitness mal ausprobieren? Hier sind drei Übungen für Bauch, Beine und Rücken:

ÜBUNG 1 **Aufwärmen:** Planschen Sie richtig im Wasser rum, laufen Sie mit angezogenen Knien auf der Stelle. Springen Sie zwischendurch so hoch, daß der Po möglichst aus dem Wasser guckt. Nehmen Sie die Arme mit: Strecken Sie sie beim Springen weit über den Kopf.

ÜBUNG 2 **für Schultern und Rücken:** Mit den Händen Schaufeln formen und die Arme seitlich in Schulterhöhe ausstrecken. Jetzt langsam die Hände vor dem Körper zusammenführen, dabei kräftig Wasser zusammenschieben und ausatmen. Dann in die andere Richtung, nach hinten drücken und ausatmen. Die Schulterblätter so weit wie möglich zusammenbringen. Bei der Vorwärtsbewegung den Rücken rund machen, beim Rückwärtsschub die Brust rausstrecken. Machen Sie die Übung 10 bis 20mal.

ÜBUNG 3 **für den Bauch:** An den Beckenrand hängen und mit den Beinen radfahren. Das Wasser richtig mit der Fußsohle wegschieben. Die Brust rausstrecken, aber nicht ins Hohlkreuz gehen. Schwimmen Sie zum Schluß ein paar Züge auf dem Rücken, und drehen Sie sich ein paarmal um die eigene Achse.

Yoga und Chi Gung im Wasser

Die „Aqua-Relaxation" ist eines von vielen Entspannungs-Programmen, die heute in Schwimmbädern und Wellness-Clubs angeboten werden. Wir stellen Ihnen vier Übungen daraus vor.

Erkundigen Sie sich doch mal in Ihrem Schwimmbad, ob dort auch Wasser-Entspannung angeboten wird. Es gibt mittlerweile viele Physio- und Bewegungstherapeuten, die sich darauf spezialisiert haben. Sie bieten die unterschiedlichsten Programme an. Egal, um welche Methode es sich handelt: Das Wasser ist immer zwischen 28 und 31 Grad warm, Sie haben Ruhe und können sich meist bei schöner Musik ganz auf sich selber konzentrieren.

Die „Aqua-Relaxation" wurde von der Kölner Bewegungstherapeutin Marion Appel-Schiefer entwickelt: In ihren Kursen erleben die Teilnehmer (maximal 15) ein Wechselbad zwischen Anspannung und Entspannung: Nach fetziger Musik werden Gymnastik-Übungen gemacht, die die Muskeln kräftigen, die Kondition verbessern und die Beweglichkeit fördern. Anschließend kehrt wieder Ruhe ein: Nach fernöstlichen Klängen wird man im Wasser in die Grundübungen des Yoga und Chi Gung (siehe Seiten 36 – 43) eingeführt – eine Mischung aus Kraft-, Stretching- und Entspannungsübungen. Und zum Schluß heißt es: Entspannung pur! Sie lassen Ihren Körper von einem Partner bewegen, ohne eigene Muskelanspannung. Auf Matten gleiten Sie fast schwerelos übers Wasser und konzentrieren sich mit geschlossenen Augen auf Ihren Atem.
Diese Art der Entspannung ist vor allem für streßgeplagte Stadtmenschen gedacht, die so unter „Strom" stehen, daß reine Entspannungstechniken bei ihnen nicht wirken. Sie müssen sich

erst mal auspowern und ihre Streßhormone loswerden, bevor sie wieder zu sich selber finden. Die folgenden Übungen aus dem Entspannungsteil der „Aqua-Relaxation“ können Sie an einem Warmwassertag im Schwimmbad auch ohne Anleitung machen. Für den Wechsel zwischen An- und Entspannung sollten Sie zunächst kräftig schwimmen oder Wassergymnastik machen (zum Beispiel wie auf Seite 111 beschrieben) und sich dann mit diesen vier Übungen entspannen:

Übung 1 Stellen Sie sich an den Beckenrand, und halten Sie sich mit beiden Händen an der Überlaufrinne fest. Grätschen Sie die Beine, und setzen Sie die Füße fest an die Wand. Jetzt schieben Sie das Becken ganz langsam von einer Seite zur anderen. Die Füße dabei nicht abheben! In dieser Position können Sie auch das Becken leicht kreisen lassen – erst rechts herum, dann links herum. Das ist super für die Lendenwirbelsäule!

Übung 2 Sie halten sich wieder an der Überlaufrinne fest und ziehen diesmal die Knie ganz hoch, so daß die Füße fast oben am Beckenrand stehen. Winkeln Sie jetzt die Arme an, und strecken Sie sie wieder durch. Wiederholen Sie die Übung ein paarmal. Zum Schluß ziehen Sie sich noch einmal ganz nahe an den Beckenrand heran, machen sich so klein wie möglich – und stoßen sich dann mit Schwung nach hinten ab.

Übung 3 Lassen Sie sich doch mal durchs Wasser tragen! Ihr Partner oder eine Freundin legt dabei eine Hand unter Ihr Becken und die andere unter Ihre Schultern. Sie liegen locker und entspannt und spüren, wie das Wasser Ihre Muskeln massiert. Schließen Sie die Augen, und atmen Sie in langen Zügen durch. Wenn Sie mögen, lassen Sie den Kopf so tief ins Wasser sinken, daß die Ohren bedeckt sind. Hören Sie auf das gleichmäßige Fließen des Wassers, und lassen Sie Ihre Gedanken ebenso fließen. Bei dieser Übung können Sie sich auch auf eine Schwimm-Matte legen (gibt es in vielen Schwimmbädern und in Sportgeschäften) und sich von Ihrem Partner ganz langsam durchs Wasser ziehen lassen.

Übung 4 Stellen Sie sich mit dem Rücken zum Beckenrand, halten Sie sich an der Überlaufrinne fest, und stützen Sie Ihren Nacken am Beckenrand ab. Heben Sie jetzt die Beine hoch, und lassen Sie sich langsam von einer Seite zur anderen schwingen. Ihr Partner oder eine Freundin hält Sie dabei an den Fußgelenken.

7. Kapitel

Mentale Entspannung

Ob Sie sich mit alten asiatischen Techniken entspannen oder mit westlichen Methoden aus der modernen Psychotherapie: Es laufen im Prinzip immer ähnliche körperliche Reaktionen ab, die Sie innerlich ruhig und gelassen machen können. Wofür Sie sich entscheiden, ist deshalb Geschmackssache. Um eine optimale Wirkung zu erzielen, sollten Sie sich immer für alle Übungen genügend Zeit nehmen, das Telefon leise stellen und sich nicht stören lassen.

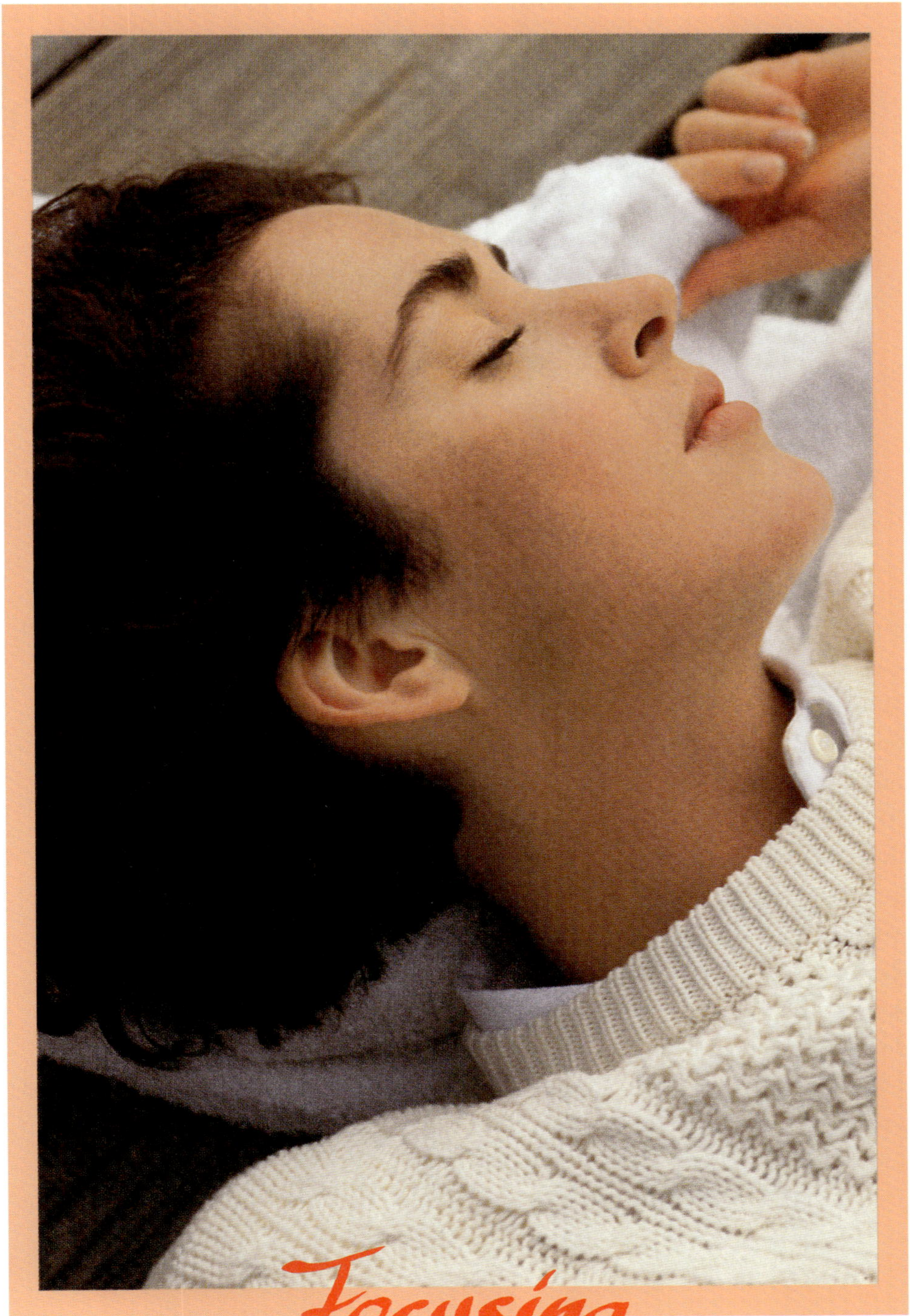

Focusing

Ruhig und gelassen im 60-Sekunden-Takt

Meistens lassen wir uns von Musik nur berieseln. Sie läuft so nebenbei ab. Dabei ist gerade das Musikhören – egal ob Mozart oder Pink Floyd – eine der besten Methoden, um zu entspannen und den Alltagsstreß loszuwerden.

In vielen Ländern Asiens gehören Musik, Entspannung und Meditation einfach zusammen. Für den indischen Musiker Hazrat-Inayat Khan durchdringt Musik „unser tiefstes Innerstes und schafft damit neue Lebenskraft".
An diese Erkenntnis knüpfen auch unsere Musik-Therapeuten an: Musik geht in den Bauch und beeinflußt unser vegetatives Nervensystem. Sie hat die Kraft, verborgene Gefühle freizusetzen, und regt zum Träumen an.
Je harmonischer die Musik in unseren Ohren klingt, desto eher können wir entspannen und den Alltagsstreß hinter uns lassen.
Doch welche Musik ist dafür am besten geeignet? Fernöstliche Meditationsmusik zum Beispiel, die in Indien sogar wilde Tiere zähmen soll, hört sich durch ihre hohen Vierteltöne für manche von uns so „schräg" an, daß sie uns eher nervös macht als beruhigt. Wenn Ihnen das so geht, versuchen Sie es mit westlichen Klängen! Wichtig ist nur, daß die Stücke langsam sind und Sie nicht zwischendrin durch Trommelwirbel aus der Ruhe gebracht werden. Da Musik nämlich hauptsächlich durch ihre Grundmelodie auf unser Nervensystem wirkt, kommen wir schneller in eine harmonische Stimmung, wenn die Musik in etwa unserem Herzschlag entspricht (circa 60 Schläge pro Minute).

In der klassischen Musik findet man gerade diesen Rhythmus häufig.
Wenn Sie sowieso schon eine Klassik-Sammlung haben, können Sie sich daraus ihre eigene Entspannungs-Kassette (circa 30 Minuten) zusammenstellen. Schön entspannen läßt sich zum Beispiel beim Klavierquartett Es-Dur KV 493 von W. A. Mozart, beim Konzert für Klavier und Streichorchester Nr. 5 von J. S. Bach, bei der „Mondscheinsonate“ von Ludwig van Beethoven, beim „Ave Maria“ von Franz Schubert oder bei der „Romance“ – dem Streichquartett op. 27 von Edward Grieg.
Sie können inzwischen auch fertige Klassik-Sammlungen speziell zur Entspannung kaufen: „Zwischen Tag und Traum“, Volume 1 – 5 (Philips) oder die „Poesie in Classic, Musik für stille Stunden“ (Ergo-Classics).
Eine Alternative zur Klassik sind Filmmusiken („Green Card“, „Das Geisterhaus“) oder Pop. Wie wär's mit "Wish you were here" von Pink Floyd oder „Oxygene“ von Jean Michel Jarre? Auch für „New Age“-Fans gibt es super Entspannungs-Songs. Nightingale Records bieten da eine ganze Menge. Und für alle, die sich auf keine spezielle Musikrichtung festlegen können, ist „Meer“ gedacht – eine sanfte Instrumental-Musik mit Meeresrauschen von M. Buntrock, genau im Herz-Rhythmus von 60 Schlägen pro Minute (GB-Music, mentalis GmbH, Essen).
Mit Ihrer Entspannungsmusik machen Sie es sich – wann immer Sie Zeit haben – eine halbe Stunde lang so richtig gemütlich. Schließen Sie die Augen, konzentrieren Sie sich auf die Musik. Lassen Sie Ihre Gedanken kommen und gehen, halten Sie keinen Einfall fest. Spüren Sie, wie die Musik Ihren Atem beeinflußt, wie er immer tiefer und ruhiger wird, und wie sich diese Ruhe in Ihrem ganzen Körper ausbreitet. Bleiben Sie noch eine Weile sitzen oder liegen, nachdem die Musik aufgehört hat. Machen Sie sich bewußt, wie Sie sich fühlen. Sind Sie angenehm müde? Schön, dann gönnen Sie sich Ruhe. Oder haben Sie nun wieder neue Energie? Dann können Sie sich gleich noch was Tolles vornehmen!

Mini-Urlaub für zu Hause

Eine Reise in die eigene Phantasie macht es Ihnen leicht, sich geistig oder körperlich zu entspannen, bessere Laune zu bekommen und wieder fit zu werden.

Phantasiereisen sind Visualisierungsübungen, die wie eine Art Mini-Urlaub Körper und Psyche gleichermaßen aus der Anspannung herausholen können. Bilder, die wir im Kopf haben, setzen körperliche Reaktionen in Gang – das ist inzwischen wissenschaftlich bewiesen. In der Medizin werden zum Beispiel bestimmte Übungen eingesetzt, damit Patienten lernen, ihre Selbstheilungskräfte zu mobilisieren. Diese Methode der Visualisierung können Sie auch zu Hause lernen. Bevor Sie beginnen, sich eine bestimmte Situation vorzustellen, sollten Sie aber auf Folgendes achten:

- Sorgen Sie dafür, daß Sie etwa eine halbe Stunde lang nicht gestört werden – egal von wem.
- Legen Sie sich hin oder setzen Sie sich ganz bequem. Der Raum sollte schön warm sein.
- Schließen Sie die Augen.
- Konzentrieren Sie sich ein paar Atemzüge lang auf Ihren Atem, ohne ihn bewußt zu verändern.

Lassen Sie nun Ihren inneren Film ablaufen. Zum Beispiel:

TRAUMREISE **1 Der besondere Ort** (**Damit finden Sie auch in Hektik und Trubel eine innere Rückzugsmöglichkeit**)**:** Stellen Sie sich vor, Sie fahren mit einem Fahrstuhl zehn Stockwerke tief in die Erde hinein: 10, 9, 8, 7, 6, 5, 4, 3, 2, 1. Nun öffnet sich die Fahrstuhltür, und Sie betreten einen wunderschönen Raum. Er ist genauso eingerichtet, wie es Ihnen gefällt. Die Wände, die Möbel, der Fußboden, Fenster und Türen … Dies ist

Ihr eigener Raum, ein besonderer Ort, den niemand außer Ihnen betreten darf. Sie suchen sich Ihren Lieblingsplatz und machen es sich bequem. Sie ruhen sich aus und denken nur an schöne Dinge. Sie sind geborgen und ganz für sich. Bleiben Sie, so lange Sie möchten. Sie wissen, daß Sie dorthin jederzeit wieder zurückkehren können. Sie verlassen dann Ihren besonderen Ort wieder und fahren mit dem Fahrstuhl langsam vom 1. bis zum 10. Stock in Ihre Wirklichkeit zurück.

Traumreise 2 **Das Entspannungs-Thermometer** (Damit können Sie sich schnell von einem hohen Streßpegel herunterbringen): Stellen Sie sich vor, Sie stehen vor einer großen Skala, die wie ein Thermometer aussieht und funktioniert. Sie ist in zehn Grade eingeteilt. Der unterste Strich der Skala zeigt Ihre völlige Entspannung an, der oberste bei 10 Ihren größten Streß. Lassen Sie den Gradmesser bis zu dem Streßgrad hochschnellen, der Ihren aktuellen Streßzustand ausdrückt. Fühlen Sie sich zum Beispiel sehr gestreßt, kann er auf etwa 8 steigen. Nun lassen Sie ihn ganz langsam Grad für Grad sinken: Mit jedem Grad weniger nimmt Ihr Streß ab. Schließlich sind Sie bei 1 angekommen und fühlen sich völlig ruhig.

Traumreise 3 **Die Insel der Träume** (Damit haben Sie bald gute Laune): Stellen Sie sich vor, Sie landen mit Ihrem Boot auf einer wunderschönen Insel. Das Meer ist glasklar und schimmert von Türkisblau bis Indigo. Ein Strand mit weißem Puderzuckersand zieht sich endlos hin, von Kokospalmen gesäumt. Die freundlichen Bewohner der Insel eilen herbei, um Sie willkommen zu heißen. Sie bringen Ihnen mit bunten Blüten dekorierte Getränke und köstliche Speisen. Nach dem Essen machen einige von ihnen Musik, und Sie tanzen zusammen am Strand bis in die Nacht. Als der Mond aufgeht, besteigen Sie Ihr Boot wieder. Ihre neuen Freunde winken Ihnen zum Abschied, dann wird die Insel kleiner und kleiner ...

Traumreise 4 **Die magische Tafel** (Damit können Sie negative Tagesereignisse verarbeiten): Stellen Sie sich vor, Sie stehen vor einer großen Tafel. Sie hat die besondere Eigenschaft, daß alle negativen Ereignisse des Tages, die Sie daraufschreiben, sofort Ihre Wirkung verlieren. Nehmen Sie die Kreide, und schreiben Sie der Reihe nach auf die Tafel, was Sie heute bedrückt, gestört oder geärgert hat. Zum Beispiel: „Mein Chef hat mich zu Unrecht kriti-

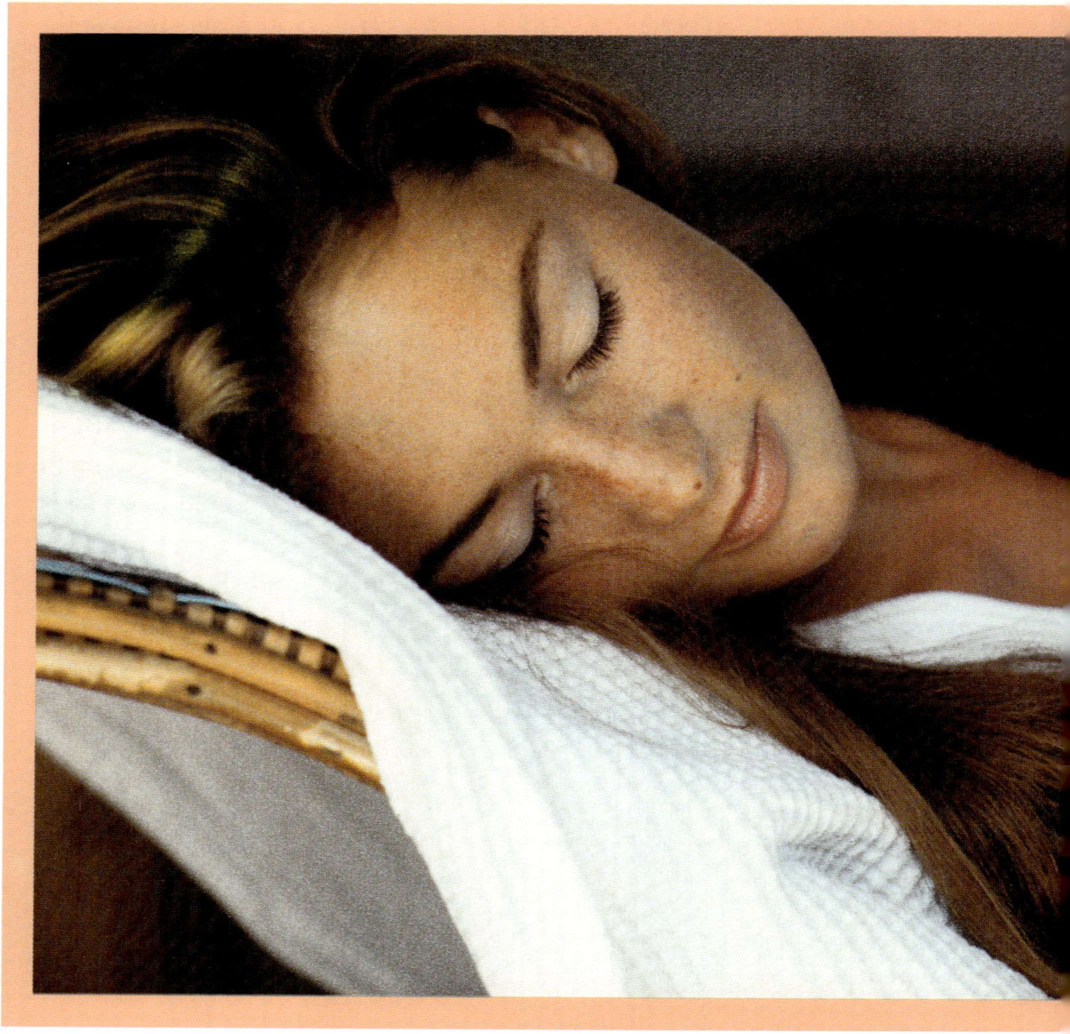

siert“ oder „Mein Mann hat mal wieder nicht bescheid gesagt, daß er später nach Hause kommt“. Sehen Sie sich in Ruhe an, wie jeder Ihrer Beschwerdesätze auf der Tafel langsam blasser wird und schließlich völlig verschwindet. Schreiben Sie dann quer über die Tafel: „Das ist vorbei. Jetzt fühle ich mich gut!“ Dieser Satz bleibt auf der Tafel stehen. Sie betrachten ihn eine Weile und gehen dann fort.

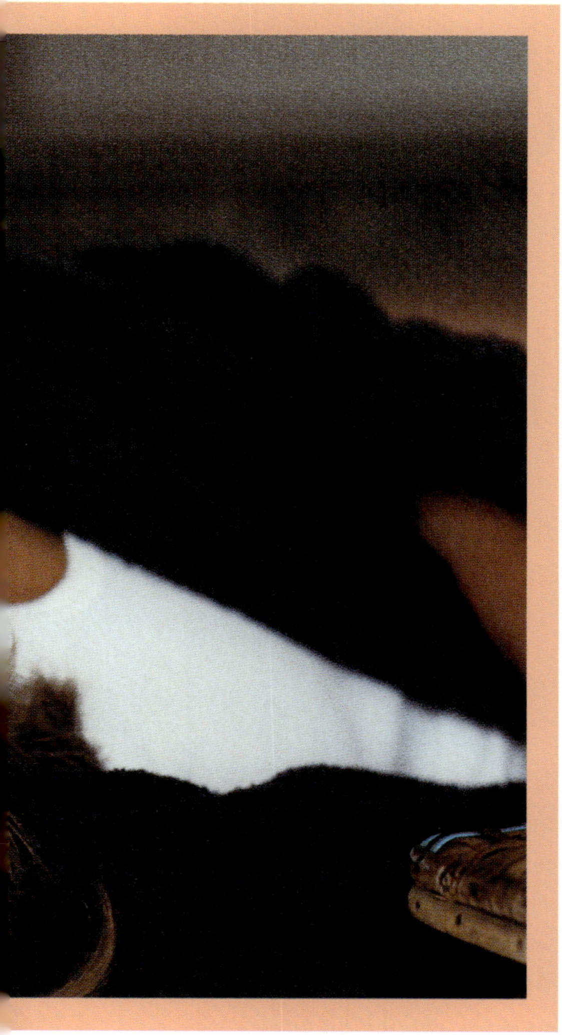

Jede Traumreise bringt Sie in einen leichten Trancezustand. Wunderbar, wenn Sie anschließend einschlafen können. Falls nicht, müssen Sie sich unbedingt aus dieser Selbsthypnose wieder herausholen:

- Atmen Sie anschließend kräftig ein und aus.
- Recken und strecken Sie sich.
- Reiben Sie die Handflächen gegeneinander.
- Stampfen Sie ein paarmal mit den Füßen auf den Boden.

Nun sind Sie ganz entspannt und gleichzeitig wieder voll reaktionsfähig.
Sie können Visualisierungsübungen nicht nur zur Entspannung, sondern auch zur Lösung von Problemen, zur Leistungssteigerung oder sogar Schmerzlinderung einsetzen. Es gibt Bücher, die entsprechende Vorschläge machen (siehe Seite 143).

Die eigene Mitte finden

Wissenschaftler haben jahrtausendealte Erfahrungen bestätigt: Wer regelmäßig meditiert, wird gelassener und lebt gesünder.

Vor etwa 3000 Jahren wurde in Indien bereits meditiert. In der Zen-Meditation werden diese uralten Techniken auch heute noch eingesetzt. Zen ist eine Richtung des Buddhismus, das Wort kommt aus dem indischen Sanskrit und bedeutet Versenkung. Neuere Meditationsformen, wie zum Beispiel Autosuggestion, Autogenes Training, Farb- und Bildmeditationen lehnen sich mehr oder weniger an diese ursprüngliche Methode an. Gemeinsam ist allen Formen die Suche nach der eigenen Mitte. Dabei ist der Weg das Ziel, und die Übenden lernen, sich immer mehr als Einheit aus Körper, Geist und Seele zu begreifen – sich selbst als Ganzes zu erfahren.

Die traditionelle Haltung bei den ursprünglichen Meditationsformen ist der Lotussitz. Dazu setzen Sie sich auf ein Kissen und legen Ihren rechten Fuß auf den linken Oberschenkel und den linken Fuß auf den rechten Oberschenkel. Nähern Sie sich dieser Ideal-Position ganz allmählich an, sie ist für uns Menschen aus dem Westen

recht ungewohnt. Wer übertreibt, kann sich leicht verspannen oder sogar Muskelzerrungen bekommen. Bei allen Meditationen spielt das richtige Atmen eine wichtige Rolle. Wer sich auf seinen Atem konzentriert, vertieft ihn ganz automatisch. Er soll geräuschlos und ruhig fließen. Wenn Sie möglichst weit in den Bauch hinein atmen, erhöht sich ganz von selbst allmählich Ihre innere Aufmerksamkeit. Sie kommen zumindest phasenweise zum Nichtdenken. Das ist eine Voraussetzung für völlige Entspannung. Dabei sollten Sie aber nicht ungeduldig sein. Je mehr Sie darauf warten, daß das passiert, desto länger wird es dauern. Stellen Sie sich auf Ihren Atmenrhythmus ein, und versuchen Sie nicht umgekehrt, einen bestimmten Atemrhythmus zu erzwingen. Es atmet Sie!
Die Zen-Meditation versteht sich als ein „Schauen auf das, was wirklich ist", als Suche nach dem Grund für das Sein und als Versenken des völlig leeren Geistes in dieses Sein. Aber: Die Technik der Entspannung funktioniert auch, ohne die Zen-Philosophie zur Lebensgrundlage zu machen.

ÜBUNG ZUM AUSPROBIEREN

Setzen Sie sich auf einen Stuhl (oder im Schneidersitz auf eine Wolldecke), und schließen Sie die Augen. Dabei aufrecht sitzen und nicht den Kopf hängen lassen, damit der Atem tief in den Bauch hineinfließen kann. Versuchen Sie nun, für die nächsten fünf bis zehn Minuten völlige Stille in sich einkehren zu lassen. Nichts sollte Sie ablenken. Gedanken und Geräusche nehmen Sie zwar wahr, aber Sie halten sie nicht fest: Schicken Sie sie einfach wieder weg, lassen Sie sie an sich vorbeigleiten und nicht bei Ihnen verweilen. Ihre Aufmerksamkeit richtet sich ganz auf Ihren Atem: ein, aus, ein, aus ... Spüren Sie, wie er sich verändert, wenn Sie ihn bewußt wahrnehmen. Am Schluß zählen Sie ganz langsam von 10 runter bis 0, öffnen die Augen und kommen allmählich wieder in die Realität zurück.

In Asiatischen Zentren oder Volkshochschulen können Sie Meditationskurse besuchen. Und wer es ganz authentisch mag: In Thailand zum Beispiel können Sie in einigen Klöstern buddhistische Meditation lernen. Manchmal gibt es auch Kurse speziell für Touristen aus dem Westen. (Infos über das Thailändische Fremdenverkehrsamt in Frankfurt.)

Probleme erkennen und dadurch entspannen

Diese Methode aus der Psychotherapie hilft, Problemen auf die Spur zu kommen, die uns nicht bewußt sind, aber trotzdem belasten und eine wirkliche Entspannung verhindern.

Kennen Sie das? Sie sitzen im Auto auf dem Weg zum Bahnhof und haben ein ungutes Gefühl. Sie überlegen: Die Tür ist abgeschlossen, der Herd ausgeschaltet, das Fenster haben Sie zugemacht, die Katze ist versorgt ... Ach ja, der Arzttermin! Den haben Sie nicht abgesagt: Das war es, was das komische Gefühl verursacht hatte. Haben Sie das herausgefunden, fühlen Sie sich sofort körperlich erleichtert. Auch wenn das Problem noch besteht: Sie können jetzt aktiv werden und eine Lösung suchen. Zum Beispiel zu einer Telefonzelle fahren und von dort aus beim Arzt anrufen.

So lassen sich mit etwas Übung auch schwierigere Probleme erkennen. Entdeckt hat das Gene Gendlin, ein Schüler von Carl Rogers (Begründer der Gesprächstherapie) vor etwa 30 Jahren. Seine Idee: Der Körper weiß bestimmte Dinge, die der Verstand nicht sehen will oder kann. Seine Methode: Focusing (Focus = Brennpunkt): Dabei richtet sich Ihre Aufmerksamkeit wie ein Scheinwerfer auf den Kern des Problems. Es geht aber nicht darum, das Problem zu analysieren; wenn nur unser Verstand über eine Sache nachdenkt, landen wir schnell in einer Sackgasse. Die Gedanken drehen sich immer wieder im Kreis, es ist schwer, tatsächlich eine Lösung zu finden.

Kino im Kopf

Beim Focusing horcht man neugierig in sich hinein, läßt Abläufe ohne Wertung wie einen Kinofilm abspulen und betrachtet sie als Beobachter – mit Distanz. Wenn Ihnen das gelingt, werden Sie neue Aspekte wahrnehmen, an die Sie bisher noch gar nicht gedacht haben. Das passiert häufig zunächst als bloße Ahnung, zum Beispiel als drückendes oder mulmiges Gefühl im Bauch oder in der Brust. Jetzt können Sie fragen: Wo spüre ich diesen Druck am meisten, was ist so mulmig an dieser Sache? Es dauert eine Weile, ehe Sie die Bilder, Gefühle, Eindrücke, die dann auftauchen, benennen können – mindestens einige Minuten. Dann können Sie weiter forschen. Wichtig ist, daß Sie wirklich offen an Ihren Film im Kopf herangehen und nicht meinen, Sie wüßten ohnehin, was dabei herauskommen müßte.

Sie können mit Focusing nicht nur Problemen auf den Grund gehen; Sie können so auch versuchen, zwischen verschiedenen Möglichkeiten die richtige für sich herauszufinden. Oder den Grund Ihrer Unzufriedenheit zu entdecken. Am besten gehen Sie so vor:

ÜBUNG ▪ Schaffen Sie sich einen ungestörten Raum, nehmen Sie sich eine halbe Stunde Zeit, und setzen (oder legen) Sie sich entspannt hin.

▪ Konzentrieren Sie sich auf sich selbst und Ihren Ärger (oder Ihre Unentschlossenheit oder Ihre Freude), und schauen Sie sich jeden Einfall, jedes Bild, das in Ihnen auftaucht, genau an.

▪ Benennen Sie jedes Problem und versuchen Sie, Abstand dazu zu halten.

▪ Wählen Sie jetzt eine Problematik aus, und lassen Sie Ihrem Körper Zeit, darauf zu reagieren. Verstärkt sich das mulmige Gefühl? Dann sind Sie auf dem richtigen Weg. (Wenn nicht, suchen Sie weiter.) Welche Worte, Bilder, Farben tauchen auf, wie fühlen sich Bauch oder Brust an? Lassen Sie Ihre Aufmerksamkeit zwischen Bildern und Körpersignalen hin- und herwandern.

▪ Sobald Problematik und ungutes Gefühl übereinstimmen, haben Sie die tatsächliche Ursache gefunden: Sie spüren eine deutliche Erleichterung. Wie bei dem einfachen Beispiel mit dem Arztbesuch, können Sie nun zu einer Lösung für Ihr Problem kommen.

Gute Laune macht fit

Schlechte Laune kann krank machen. Das wissen Ärzte, die sich mit Psychosomatik beschäftigen, seit langem. Hier finden Sie eine Technik, mit der Sie Ihre Grundstimmung verbessern können.

Stellen Sie sich folgende Situation vor: Die Kollegin ist bedrückt. Heute morgen ist ihr neuer Chef an ihr vorbeigegangen, ohne sie zu grüßen. Sie deutet das als schlechtes Zeichen, als Signal: „Sicher war er mit meiner Arbeit nicht zufrieden – das Protokoll, das ich ihm gestern abend noch hingelegt habe, war wohl nicht in Ordnung." Ihre Reaktion hätte auch ganz anders ablaufen können, zum Beispiel so: Die Kollegin kommt zur Tür rein und lacht: „Gerade ist unser Chef an mir vorbeigelaufen, hat mich fast umgerannt. Mein Gott, ist der heute fahrig, er hat sich nicht mal entschuldigt. Und guten Morgen hat er auch nicht gesagt. Hat er Streß mit seiner Frau – oder mit der Geschäftsleitung?" Der gleiche Anlaß (der Chef hat nicht gegrüßt) führt zu zwei ganz unterschiedlichen Reaktionen. Und damit auch zu ganz verschiedenen Stimmungen – und die können sich den ganzen Tag oder noch länger halten. Und ziehen, im negativen Fall, stundenlang reichlich Energie ab.

Die Ursache für unsere jeweilige Stimmung liegt also in den Gedanken, die eine Situation begleiten. Wer diesen Mechanismus kennt, ist ihm nicht mehr hilflos ausgeliefert, sondern kann ihn sich sogar zunutze machen.

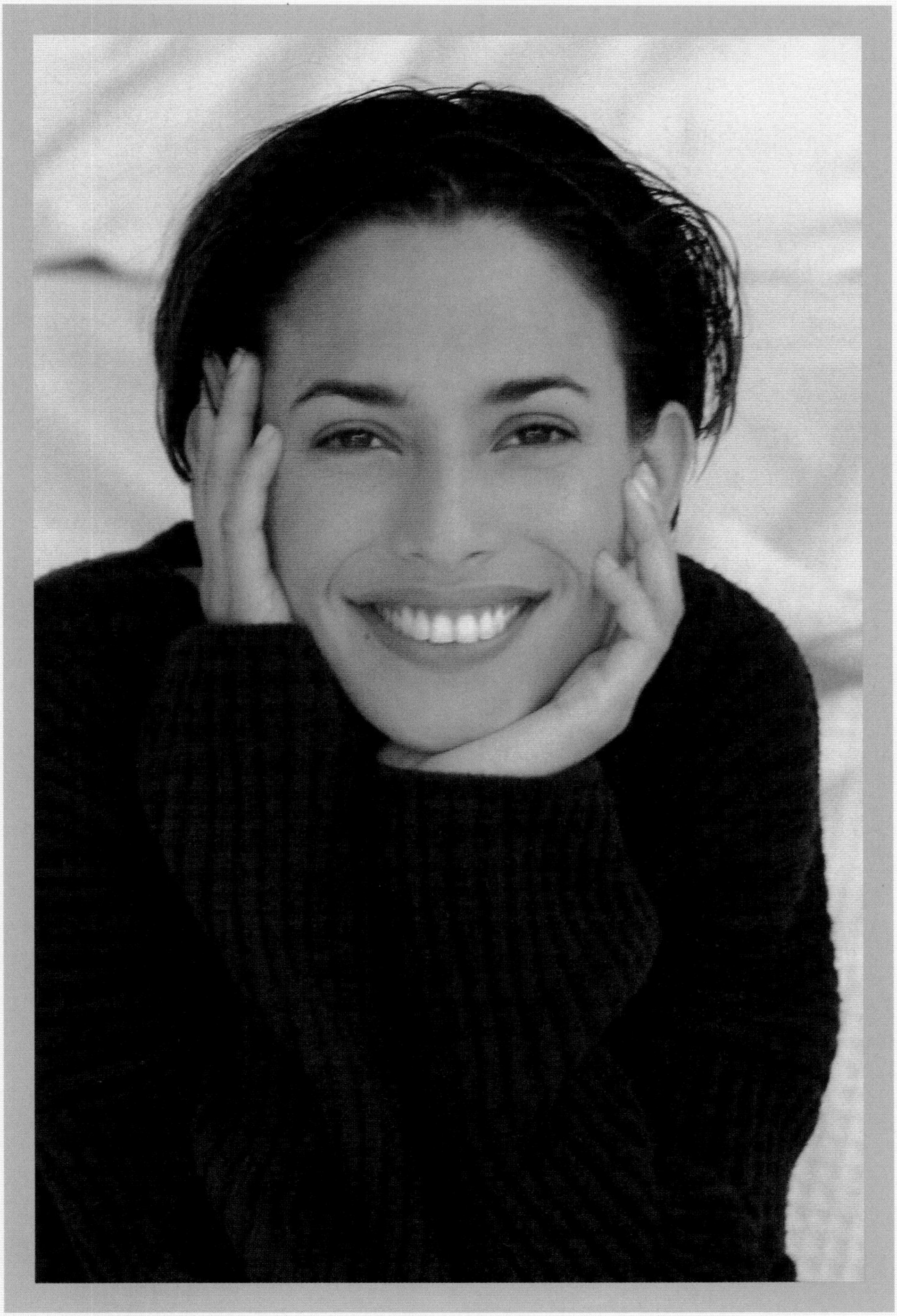

Psycho-Training beim Sport

Eine Sportlerin zum Beispiel würde einen Wettkampf verlieren, wenn sie sich vorher immer wieder sagt: Das schaffst du ja doch nicht! Wenn sie gerade ein Spiel verloren hat, sollte sie möglichst nicht an die Niederlage denken, sondern lieber den nächsten Sieg gedanklich durchgehen. Das muß man natürlich üben (Leistungssportler trainieren das regelmäßig). Situationsbedingte Gedanken sitzen meist unterhalb unseres Bewußtseins, wie auf einer Tonspur, die unbemerkt mitläuft. Wenn auf diesem Tonband überwiegend negative Einstellungen gespeichert sind, werden sie auch abgerufen: Wir fühlen uns mies. Wer dagegen viel Positives speichert, ist auch besser drauf, hat einfach mehr Kraft. Das Tolle: Die Tonspur läßt sich bewußt besprechen; am besten, wenn man relativ entspannt ist. Das geht so: Sie lenken Ihre Aufmerksamkeit auf Situationen, die Sie gut gemeistert haben. Und loben sich für die Eigenschaften, die Ihnen dabei geholfen haben. Zum Beispiel regelmäßig abends vor dem Schlafengehen. Wenn Ihnen zuerst nur Negatives einfällt, sagen Sie nicht: Siehst du, schon wieder hast du dich so blöd verhalten – du lernst es nie ... Sondern: Fehler macht jede(r), sie gehören zum Leben dazu. Und dann konzentrieren Sie sich auf das, was gut gelaufen ist. Sie können sich auch ganz gezielt auf ein Bewerbungsgespräch vorbereiten, auf den nächsten Arbeitstag, eine Prüfung oder ein heikles Telefonat. Gehen Sie die einzelnen Phasen durch, und stellen Sie sich den erfolgreichen Ablauf vor. Sagen Sie sich: Ich weiß, was ich will und ich bin top vorbereitet. Das klappt natürlich nur, wenn das auch stimmt.

Falsch: Die rosarote Brille

Es nützt nichts, wenn Sie alles nur noch durch die rosarote Brille sehen. Psychologen betonen, daß positives Denken immer realitätsangemessen sein muß. Aber denken Sie daran: Im Wettkampf gewinnen bei gleich starken Gegnern die, die auf die meisten positiven Gedanken zurückgreifen können. Und das funktioniert im Alltag ganz genauso.

Kleines Training

Nervös, verkrampft, abgespannt ... Hier ist eine Übung, mit der Sie erste Anzeichen von innerer und äußerer Verspannung sofort erkennen und beheben können.

Die meisten von uns nehmen ihren Körper viel zu selten bewußt wahr. Das beweist ein psychologisches Experiment: Neun von zehn Menschen waren nicht in der Lage, aus einer kleinen Auswahl von Handabbildungen ihre eigene herauszufinden! Unsere Sinne sind durch Hektik, Lärm – durch unzählige Reize so überstrapaziert, daß sie nicht mehr so funktionieren, wie es für unser Körperbewußtsein und Wohlbefinden wichtig wäre. Wir nehmen zum Beispiel viel zu spät wahr, wenn unser Körper signalisiert, daß er überlastet ist. Die Folgen sind Gelenkschmerzen, Muskelverspannungen – aber auch Angstzustände oder gar Depressionen. Wenn Sie es lernen, Ihren Körper wieder bewußt wahrzunehmen, kann es Ihnen gelingen, erste Anzeichen von Überforderung und Verspannung zu erkennen und sich zu entspannen, bevor Sie krank werden. Das wird unter anderem bei allen Körpertherapien geschult (siehe 8. Kapitel). Sie können aber auch ohne Anleitung selber etwas dafür tun, indem Sie in ganz alltäglichen Situationen jede Bewegung Ihres Körpers bewußt verfolgen.

ÜBUNG Wählen Sie irgendeine normale Tätigkeit aus – zum Beispiel Zähneputzen, Bügeln, Maschineschreiben. Und während Sie das tun, richten Sie Ihre volle Aufmerksamkeit darauf, wie sich Ihr Körper dabei verhält. Achten Sie darauf, wie sich die Bewegungen anfühlen und ob es Ihnen gut dabei geht. Spüren Sie, wo Ihr Körper angespannt ist, und verstärken Sie die Spannung etwas. Erleben Sie, was mit Ihren Muskeln passiert. Dann lockern Sie die Spannung und versuchen, die gleiche Bewegung so zu gestalten, daß sie angenehm für Sie ist. Schon bald werden Sie merken, daß Sie allein durch eine andere Haltung eine Menge Energie und Kraft sparen und Ihre Muskeln und Gelenke entlasten.

Wärme für Körper und Seele

Keine andere Entspannungsmethode wurde wissenschaftlich so gut untersucht wie das Autogene Training. Es wird vor allem gegen Konzentrationsschwäche, Nervosität und Schlafstörungen eingesetzt.

Aus den positiven Erfahrungen mit der Hypnose entwickelte der Berliner Psychiater J. H. Schultz in den 20er Jahren das Autogene Training (AT), die wohl bekannteste Technik der Selbstentspannung. Neu war daran, daß man nicht mehr auf fremde Hilfe angewiesen war, sondern sich selbst allein (autogen) entspannen konnte. Wer AT lernt, versucht, das vegetative Nervensystem bewußt zu beeinflussen. Indem Sie einfache Formeln wie zum Beispiel „mein Arm ist ganz schwer“ oder „mein Arm ist ganz warm“ denken oder sprechen, werden im Körper bestimmte Reaktionen in Gang gesetzt. Das funktioniert, weil die inneren Organe und auch die Blutbahnen durch das Nervensystem direkt gesteuert werden. Wenn Sie sich gestreßt fühlen, wird zum Beispiel der Sympathikusnerv aktiv:
Er verengt die Arterien, der Blutdruck steigt. Genauso kann sich die Muskulatur um die Gefäße herum wieder entspannen: Sie weiten sich, lassen mehr Blut durch, der Blutdruck normalisiert sich wieder. Deshalb wird AT auch Menschen mit zu hohem Blutdruck oder anderen streßbedingten Krankheiten empfohlen.
Um in den Zustand der tiefen Entspannung zu kommen, setzt man sich entweder in der sogenannten

Kutscherhaltung (siehe auch Foto Seite 75) oder in der Lehnstuhlhaltung hin (man sitzt bequem angelehnt auf einem Stuhl, die Arme liegen auf den Lehnen des Sessels oder Stuhls). Oder Sie üben im Liegen, auf einer Wolldecke oder im Bett. Das fällt Anfängern oft leichter, und es ist toll, wenn Sie anschließend einschlafen können. Nach einiger Übung erreichen Sie durch AT einen Zustand der Tiefenentspannung, der der Meditation ähnelt und auch als „Umschaltung" bezeichnet wird. In diesem Zustand soll man sich sogar positiv formulierte Befehle geben können, wie zum Beispiel: „Ich bin selbstbewußt und frei". Diese autosuggestiven Sätze dürfen allerdings nie negativ formuliert sein. Also nicht sagen: „Ich habe keine Angst mehr", sondern „ich bin mutig", sonst wirkt es nicht. Wer regelmäßig übt, pro Tag mindestens fünf Minuten, kann AT in allen stressigen Situationen einsetzen. Egal, ob im vollen Bus, vor der Prüfung oder im Büro, um frisch zu werden und sich besser konzentrieren zu können. Die Außenwelt wird während der Entspannungsphase völlig unwichtig, so daß man sich in kürzester Zeit erholen kann.

Am wirkungsvollsten ist es, wenn Sie dreimal pro Tag üben, zum Beispiel morgens, gleich nach dem Aufwachen, in der Mittagspause und abends, direkt vor dem Einschlafen. Sorgen Sie dafür, daß Sie während der Übungszeit nicht gestört werden. Besonders am Anfang kann schon der kleinste Muskelimpuls neue Muskelspannungen aufbauen und das Schwerwerden von Armen und Beinen verhindern. Ganz wichtig: Nach dem AT müssen Sie sich wieder aus dem tranceartigen Zustand herausholen. Das geht zum Beispiel, indem Sie die Arme dreimal kräftig anziehen und dabei stoßweise ausatmen. Wer das nicht tut, kann Kreislaufprobleme bis zum Kollaps bekommen. Wenn Sie eingeschlafen sind, müssen Sie am nächsten Morgen nichts machen, das ist okay.

Sie können AT aus Büchern lernen, besser ist es jedoch, zu Beginn einen Kursus zu besuchen. Angeboten werden Kurse zum Beispiel von Volkshochschulen, Sportvereinen oder in kleinen Gruppen von Ärzten.

8. Kapitel

Körper-therapien

Alle Körpertherapien haben eines gemeinsam: einen „ganzheitlichen Ansatz". Das heißt, die Therapeuten gehen davon aus, daß zum Beispiel Muskelverspannungen psychische Ursachen haben. Durch Handauflegen, verschiedene Massagetechniken, aber auch durch gezieltes Bewegungs- und Konzentrationstraining soll eine ganzheitliche Körpertherapie unsere Lebensenergie in Fluß bringen und die Selbstheilungskräfte stärken. Ziel ist es, Körper und Seele wieder in Einklang zu bringen und ein positives Lebensgefühl zu wecken.

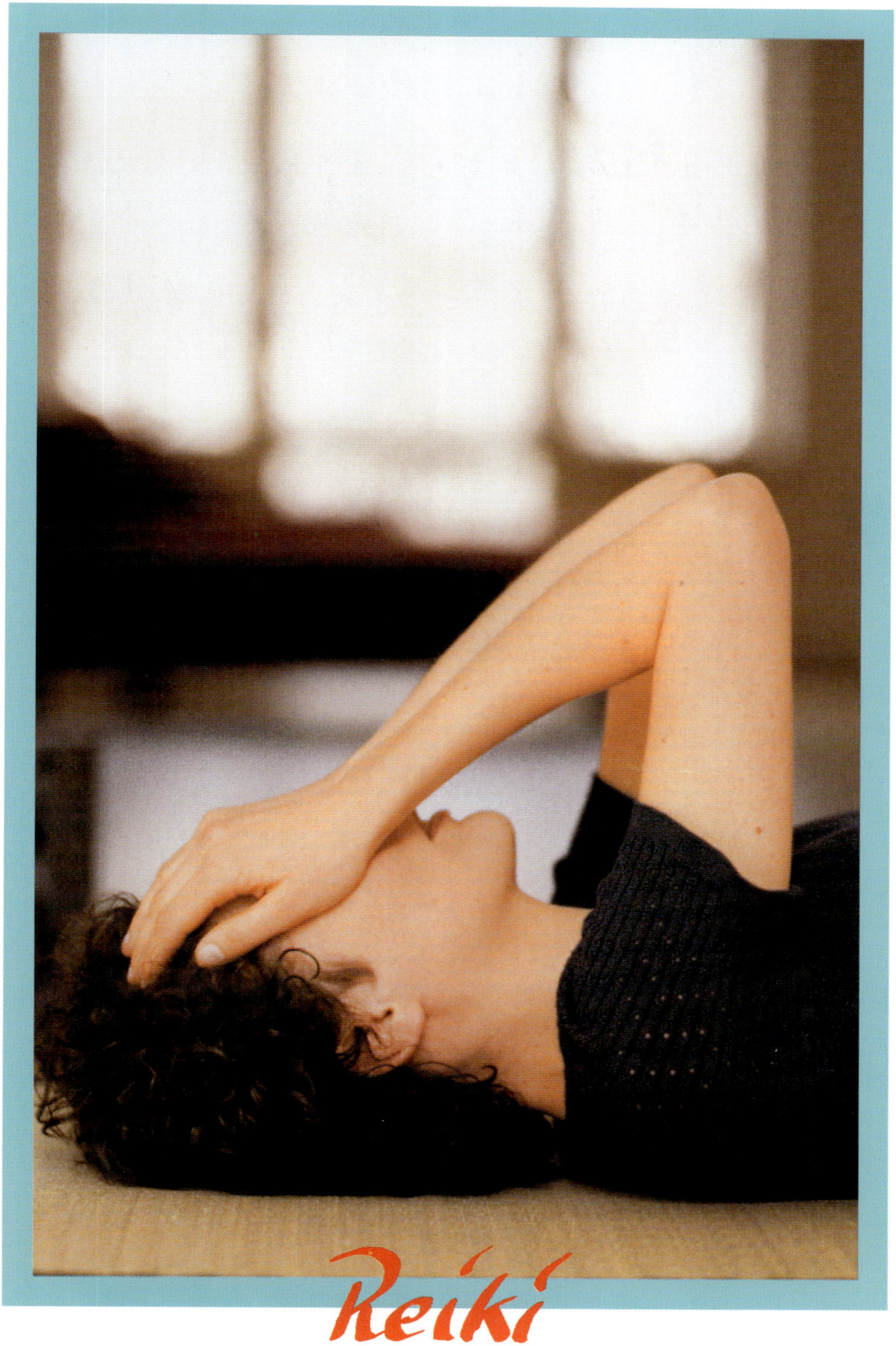

Reiki

Die tibetanische Lehre von Harmonie und Ausgeglichenheit

Reiki bedeutet soviel wie „universelle Lebensenergie". Und die fließt durch jeden Menschen. Das sagen jedenfalls die Reiki-Lehrer, die ihre Schüler durch Handauflegen therapieren.

Wenn von „universeller Lebensenergie" die Rede ist, die durch unsere Hände fließen soll, denken viele vielleicht an Wunderheilung. Aber Reiki ist eine uralte tibetanische Lehre, die zunehmend auch bei uns praktiziert wird. Der Reiki-Lehrer weiht seine Schüler in Symbole ein, die kein anderer erfährt. Schon die Konzentration auf diese Symbole soll die Lebensenergie verstärken. Auf den Reiki-Sitzungen legt der Lehrer zu sphärischer Musik seine Hand auf bestimmte „Energiezentren" des Körpers. Dadurch soll sich die „universelle Energie" des Lehrers auf einzelne Organe des Schülers übertragen und die Selbstheilungskräfte fördern. Sogar ein psychisches Tief soll dadurch überwunden werden. Reiki-Schülerinnen und -Schüler spüren die Energie manchmal als wohltuende Wärme, manchmal als angenehmes Kribbeln oder auch als Vibrieren. Ziel eines Reiki-Kurses ist auch, daß der Schüler lernt, sich selber „Reiki zu geben". Bei Streß werden die Hände auf Stirn und Augen gelegt, um die Gedanken zu beruhigen. Bei Angst gibt man seinem Herzen Lebensenergie: Die Hände werden über der Brust gekreuzt, und man konzentriert sich auf den Herzschlag. Auch gegen Schmerzen soll Reiki helfen: Bei Regelbeschwerden werden die Hände auf den Unterleib gelegt.

Dazu gehört sicher auch eine Portion Glauben. Fest steht: Allein die meditative Musik wirkt entspannend, und die Wärme der Hände kann in der Tat Verspannungen lösen.

Weitere Informationen bekommen Sie über Meditationszentren.

In Stadt-Illustrierten werden manchmal Kurse angeboten: Ein Wochenendkurs kostet etwa 300 Mark.

Das Yoga des Westens

Mit einer sehr tief gehenden – manchmal auch schmerzhaften – Bindegewebsmassage sollen sich Verspannungen lösen, die körperliche, aber auch seelische Ursachen haben können.

Für die amerikanische Körpertherapeutin Ida P. Rolf war der Körper ein Turm aus Baumklötzchen: Hat sich ein Klötzchen verschoben, sind ihrer Meinung nach auch die anderen betroffen und der ganze Turm steht schief. Sie entwickelte deshalb eine Methode, um die Menschen stufenweise wieder auszubalancieren. Der Rolfing-Therapeut (Rolfer) muß dabei zunächst herausfinden, welcher Körperbereich seines Klienten am meisten betroffen ist. Mit einer sehr intensiven Massage werden dann die entsprechenden Muskeln systematisch gelockert und neu organisiert. Das kann manchmal schmerzhaft sein; die Schmerzen sollen aber als positiv und befreiend empfunden werden, weil sie helfen, die körperlichen und seelischen Verkrampfungen zu lösen, bis innere und äußere Haltung wieder im Lot sind. Die Massage wirkt sich also auch auf die Psyche aus.

Fit, schlank und leicht

Das sichtbare Ergebnis: Man geht anschließend aufrechter, sieht manchmal sogar schlanker aus und fühlt sich fit und leicht. Da Ida Rolf von einem ganzheitlichen Ansatz ausging und Körper und Psyche gleichzeitig behandelt werden, verglich sie ihre Methode mit dem östlichen Yoga.

Rolfer gibt es in der ganzen Welt, Adressen von Instituten bekommt man über:
Rolf Institute, Ohmstraße 9,
80802 München, Tel.: 089/396802

Spannungsausgleich nach Gerda Alexander

Jeden Muskel bewußt spüren, Verspannungen abbauen, das Körpergefühl verbessern, geistig präsent sein – das lehrt die Eutonie. Drei Übungen geben einen Einblick in die Therapieform von Gerda Alexander.

Wer kann schon von sich behaupten, ausgeglichen zu sein: Entweder wir sind hektisch und nervös oder wir haben überhaupt keine Energie. Auf beides reagieren unsere Muskeln sofort: Bei Streß stehen sie unter Hochspannung, und wenn wir schlaff und lustlos sind, hängen sie im wahrsten Sinne des Wortes durch.

Laut Gerda Alexander (1908 bis 1994) brauchen wir aber ständig ein ausgewogenes Maß an Spannung und Energie, damit unsere Organe gut funktionieren und wir allen Lebensanforderungen gewachsen sind. Und dieses Maß sollen wir mit Hilfe der von ihr entwickelten „Eutonie" finden. Eutonie kommt aus dem Griechischen und bedeutet soviel wie Spannungsausgleich. Durch bestimmte Konzentrations-, Haltungs-, Dehn- und Streckübungen sollen streßgeplagte, aber auch antriebsschwache Menschen wieder ausgeglichen und eins mit sich werden. Man lernt, seinen Körper bewußt zu spüren, seine Energie gezielt einzusetzen und immer präsent zu sein – bei allem, was man tut.

Die erste Eutonie-Schule wurde in den 20er Jahren in Kopenhagen gegründet. Und noch heute arbeiten auch bei uns viele Körpertherapeuten nach der Gerda-Alexander-Methode. Es werden ausführliche Kurse (zum Beispiel in Sportvereinen), Wochenend-Workshops und auch Einzelthe-

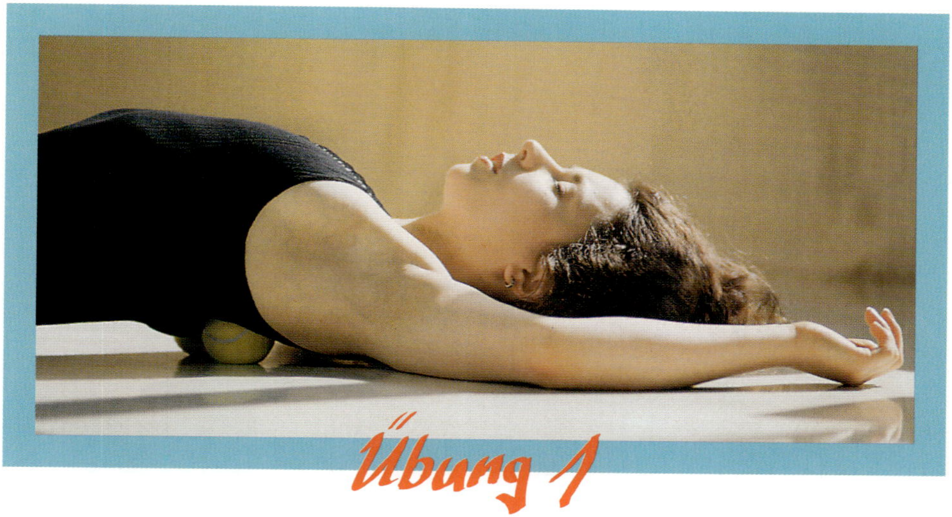

rapien angeboten. Damit Sie eine erste Vorstellung von dem bekommen, was Eutonie praktisch bedeutet, stellen wir Ihnen hier drei Übungen vor:

ÜBUNG 1 Legen Sie sich zwei Tennisbälle oder Korken unter die Schultern, und versuchen Sie, die Schultermuskeln ganz bewußt zu spüren. Wenn Sie nach ein paar Minuten die Bälle oder Korken wegnehmen, fühlen Sie sofort, wie weich die Muskeln geworden sind und daß sie sich richtig schön gedehnt haben.

ÜBUNG 2 Stellen Sie sich vor, Sie liegen am Strand. Der Körper wird schwer, Sie spüren förmlich, welchen Abdruck er im Sand hinterläßt. Je öfter Sie diese Übung machen, desto deutlichere Konturen hat der Abdruck. Sie sind fest mit dem Boden verankert und merken, wie der Atem gleichmäßig durch Ihren Körper fließt. Nach ein paar Minuten ist der ganze Körper locker und entspannt.

ÜBUNG 3 Legen Sie die Handflächen gegeneinander, und versuchen Sie, beide Hände möglichst eng zusammenzubringen und den Kontakt zu spüren – aber ohne Druck. Schon bald werden die Handmuskeln richtig weich. Gerade in den Händen gibt es unzählige Reflexzonen. Und wenn Sie die Hände entspannen, erreichen Sie über diese Reflexzonen den ganzen Körper. Sie werden wieder ausgeglichen und tanken gleichzeitig neue Energie – der Kopf ist wieder frei.

Psychotherapie durch Bewegung

Eine Mischung aus traditioneller Gymnastik, Atemtraining, Körperwahrnehmungsübungen und Psychotherapie verspricht die Bioenergetik. Sie wird heute vor allem als Anti-Streß-Therapie eingesetzt.

Die Bioenergetik wurde in den 50er Jahren von dem amerikanischen Arzt Dr. Alexander Lowen (einem Schüler des Psychoanalytikers Wilhelm Reich) entwickelt. Bioenergetiker gehen davon aus, daß die Energieproduktion unseres Körpers (Atmung, Stoffwechsel) und die Entladung dieser Energie in Bewegung die grundlegenden Vorgänge des Lebens sind. Je mehr Energie man in Bewegung umsetzen kann, desto besser ist man – so die Bioenergetiker – den Anforderungen des Lebens gewachsen. Daraus haben sie zwei Thesen abgeleitet:

1. Jede Einschränkung der Bewegungsfähigkeit ist zugleich Ergebnis und Ursache emotionaler Probleme.
2. Jede Einschränkung der Atmung ist sowohl Ergebnis als auch Ursache von Streß oder Angst. Die Bioenergetik geht also davon aus, daß Gymnastik allein nicht ausreicht, um Muskelverspannungen zu lösen. Auch die Psyche muß wieder ins Lot gebracht werden, zum Beispiel durch Atemtraining, Verbesserung der Sinneswahrnehmung, Schulung der Beweglichkeit und psychologische Betreuung. Beim bioenergetischen Training gibt es Übungen, die Sie aus Gymnastikkursen kennen, aber auch spezielle Körperwahrnehmungs- und Atemübungen. Die sollen ein Gefühl für körperliches und psychisches Empfinden wecken – zum Beispiel für Kälte und Wärme, Streß und Ausgeglichenheit. Beim Training wird jeder aufgefordert, selbst zu spüren, was ihm gut tut. Bioenergetik wird einzeln geschult oder in Gruppen. Wenn Sie sich dafür interessieren, erkundigen Sie sich beim DVBA, dem Berufsverband der Bioenergetiker, Postfach 250 531, 44743 Bochum. Es ist nämlich wichtig, daß der Therapeut oder die Therapeutin gut ausgebildet wurde, und daß Sie Vertrauen in die Methode haben.

Neue Energie tanken

Die Lebensenergie in Fluß bringen, innere und äußere Verspannungen lösen, neue Kraft und Kreativität entwickeln ... Bio-Recreation ist eine Entspannungsmethode, die das anstrebt.

„Bio-Recreation" ist eine Mischung aus „Feldenkrais-Methode" (siehe Seite 69) und „Biodynamik" – einer ganzheitlichen Körpertherapie mit speziellen Muskel-, Streich- und Bindegewebsmassagen, die von der norwegischen Psychologin und Physiotherapeutin Gerda Boyesen entwickelt wurden. Durch Massagetechniken, aber auch durch Bewegungstraining, durch Ausdrucks- und Körperwahrnehmungsübungen und Atemtechnik soll unsere Lebensenergie wieder in Fluß kommen. Gestreßte Menschen sollen ausgeglichen werden und neue Kreativität entwickeln. Die Lehrer der Bio-Recreation gehen davon aus, daß bei vielen Menschen die Lebensenergie blockiert ist. Das bedeutet: Der Kontakt zu unseren natürlichen Selbstheilungskräften und zur Selbstregulierung von körperlichen Beschwerden ist oftmals eingeschränkt oder sogar ganz verloren gegangen. Das soll auch der Grund dafür sein, daß die Menschen zunehmend unter Nacken- und Schulterverspannungen leiden, Rücken- und Kopfschmerzen haben und so leicht erschöpft oder gereizt sind.

Grundprinzip der Bio-Recreation ist es, sowohl innere als auch äußere Spannungen zu lösen und Streß abzubauen – bevor die Beschwerden chronisch werden.
Wenn Sie sich für „Bio-Recreation" interessieren: Kurse werden von einigen deutschen Sportverbänden angeboten, zum Beispiel vom Hamburger Verband für Turnen und Freizeit, Schäferkampsallee 1, 20357 Hamburg.

Sich wieder ganz natürlich bewegen

Gute Haltung, körpergerechte Bewegung und richtige Atmung – das sind die drei Säulen der Ismakogie, einer ganzheitlichen Atmungs- und Bewegungslehre.

Egal, ob wir sitzen, gehen oder stehen fast immer, so lehrt die Ismakogie, beanspruchen wir dabei die falschen Muskeln. Die Folge: Über kurz oder lang verkrampfen wir uns durch die falschen Bewegungen, Muskeln und Wirbelsäule werden geschädigt.
Zum Beispiel ist unser Oberschenkelmuskel der größte Muskel, den wir haben. Wir sollten ihn tagtäglich zum Hinsetzen und Aufstehen benutzen, doch das tun wir kaum. Stattdessen sinken wir müde auf einen Stuhl oder plumpsen abends genüßlich in die Sofakissen. Die „Arbeit", die eigentlich unser Oberschenkelmuskel zu verrichten hätte, wird den vergleichsweise kleinen Muskeln der Lendenwirbelsäule zugemutet. Schon allein beim krummen Sitzen beträgt die Druckbelastung auf die dritte Lendenbandscheibe circa 175 kg. Das gibt eine Vorstellung davon, welche Wucht auf unsere Bandscheiben knallt, wenn wir uns gedankenlos in einen Sessel fallen lassen!
Weil wir uns unsere Haltungsschäden und Rückenprobleme auf diese Art und Weise jeden Tag selbst „einhandeln", so die Ismakogie, helfen Massagen nur kurzfristig weiter. Besserungen sind nach dieser Theorie nur dann möglich, wenn wir neu lernen, richtig zu stehen, zu gehen, zu sitzen, zu liegen, uns richtig zu bücken und aufzustehen und sogar richtig zu atmen.
Probieren Sie es gleich mal aus: Stellen Sie sich mit dem Rücken vor einen Stuhl, die Füße sind in Schrittstellung und zeigen leicht nach außen, Oberkörper und Kopf sind auf-

recht und gerade. Lassen Sie sich jetzt in dieser Haltung ganz majestätisch auf dem Stuhl nieder, indem sie sich von den Oberschenkelmuskeln heruntertragen lassen. Wenn Sie alles richtig gemacht haben, gehen Ihre Knie dabei ganz leicht nach außen, Sie sitzen aufrecht und gerade auf der vorderen Stuhlkante.

Falsch ist es nach der Lehre der Ismakogie dagegen, mit elegant übereinandergeschlagenen Beinen dazusitzen. Denn dann wird nicht nur die richtige Durchblutung des Körpers lahmgelegt, sondern durch die verbogene Haltung werden auch die Bandscheiben überlastet, Nerven eingezwickt und innere Organe zusammengequetscht. Unsere Muskeln sind nämlich nicht nur „Beweger", sondern sie haben auch die wichtige Aufgabe, alle Organe an ihrem vorgesehenen Platz zu halten. Das heißt: Falsche Bewegung und Haltung verursachen automatisch eine falsche Lage der inneren Organe. Wird die Leber beispielsweise beim krummen Sitzen gestaucht, kann sie nicht richtig arbeiten, die Entgiftung unseres Körpers funktioniert nicht optimal. Einige Muskeln unterstützen auch das Atemsystem. Können sich diese nicht richtig dehnen und so ein freies Ein- und Ausatmen gewährleisten, wird unser Körper durch zu flaches Ausatmen ebenfalls nicht regelmäßig entgiftet. Müdigkeit und Unwohlsein können die Folge davon sein. Eine Übung zeigt, wie man auch beim Sitzen frei atmen kann. Setzen Sie sich gerade und aufrecht auf die vordere Kante eines Stuhls, und achten Sie einmal darauf, daß Ihr Körper vier rechte Winkel bildet: zwischen Fuß und Unterschenkel, Unterschenkel und Oberschenkel, Oberschenkel und Hüfte, Hals und Kinn. Um wieder richtig laufen zu lernen, hilft eine kleine Phantasieübung: Stellen Sie sich vor, daß Sie mitten auf dem Kopf eine kleine Schlaufe haben, mit der Sie wie eine Marionette an der Decke aufgehängt sind. Beide Füße haben festen Bodenkontakt. Haben Sie das Gefühl, ein Stück länger zu werden? Dann sind Sie auf dem richtigen Weg und können losgehen. Überprüfen Sie beim Gehen, ob Ihre Schultern entspannt herunterhängen, denn die Schultermuskeln brauchen Sie beim Laufen ja nicht.

Wer mehr über Ismakogie wissen möchte, kann in Wochenendkursen einen ersten Einblick gewinnen. Die Bewegungstherapeutin Martha Podleschak bietet Ismakogie-Seminare (nach der Lehre der Wiener Professorin Anne Seidel) in Deutschland, Österreich und der Schweiz an. Ihre Adresse: Postfach, A - 5350 Strobl am Wolfgangsee.

SPORT LIGHT:

M. Feldenkrais:
Bewußtheit durch Bewegung; Suhrkamp Verlag, Frankfurt.

M. Feldenkrais:
Die Entdeckung des Selbstverständlichen; Suhrkamp Verlag, Frankfurt.

Ph. Friedman, G. Eisen:
Method of physical and mental conditioning; Doubleday Company, Garden City, New York (Pilates).

G. Beisel
Gewinnen mit Walking; Walter Rau Verlag, Düsseldorf.

G. Yanker:
Walking, Das ideale Fitneßtraining für alle; Mosaik Verlag, München.

ASIATISCHE FITNESS:

R. Brand:
Aikido, Lehren und Techniken des harmonischen Weges; Falken Verlag, Niedernhausen/Ts.

P. Kelder:
Die Fünf „Tibeter", mit der Einführung von Chris Griscom; Integral LebensReiseFührer, Wissobrunn.

Toyo und Petra Kobayashi:
T´ai chi ch´uan, Einswerden mit dem Tao, Hugendubel Verlag, München.

A. Ramme-Wichmann, O. Höhnke:
Bewegung und Entspannung am Arbeitsplatz; Trias Verlag, Stuttgart (China-Massage und Bildschirm-Gymnastik).

MUSKELENTSPANNUNG:

D. A. Bernstein, Th. D. Borkovec:
Entspannungstraining, Handbuch zur Progressiven Muskelentspannung; Pfeiffer Verlag, München.

A. Olschewski:
Progressive Muskelentspannung; Haug Verlag, Heidelberg

ATEMTRAINING:

I. Jarosch:
Die acht Brokate, Kraft und Entspannung aus dem Reich der Mitte; Rowohlt Verlag, Reinbek.

I. Middendorf:
Der Erfahrbare Atem; Jungfermann Verlag, Paderborn (mit zwei Audio-Kassetten).

Massage:

J. Hofer:
Schnellmassage; Orbis Verlag, München.

B. Rumpler, K. Schutt:
Massage; Falkenbücherei, Niedernhausen / Ts.

Aqua-Fitness:

G. Ockert:
Aquarobic; Ullstein Verlag, Berlin.

Mentale Entspannung:

L. Bloom, K. Coburn, J. Pearlman:
Die selbstsichere Frau, Anleitung zur Selbstbehauptung; Rowohlt Verlag, Reinbek (Positives Denken).

G. Harnisch:
Meditieren mit Phantasie; Herderbücherei, Freiburg i. Breisgau.

H. Milz:
Der wiederentdeckte Körper; Artemis und Winkler Verlag, München (Körperwahrnehmung).

G. Rossbach:
Visuelle Meditationen; Windpferd Verlagsgesellschaft, Aitrang.

J. O. Stevens:
Die Kunst der Wahrnehmung; Chr. Kaiser-Verlag, München.

Körpertherapien:

G. Alexander:
Eutonie, Ein Weg der körperlichen Selbsterfahrung;
Kösel-Verlag, München.

U. Brand:
Eutonie, Natürliche Spannkraft; Gräfe und Unzer Verlag, München.

G. Boyesen:
Über den Körper die Seele heilen; Kösel Verlag, München (Bio-Recreation).

M. Kjellrup:
Bewußt mit dem Körper leben; Ehrenwirth Verlag, München (Eutonie).

A. Lowen:
Bioenergetik;
Rowohlt Verlag, Reinbek.

I. P. Rolf (P. Schwind, Hrsg.):
Rolfing, Strukturelle Integration. Hugendubel Verlag, München.

U. Sollmann:
Bioenergetik in der Praxis;
Rowohlt Verlag, Reinbek.